BEM-ESTAR SUBJETIVO
IMPLICAÇÕES PARA A PSIQUIATRIA E PARA A PSICOLOGIA MÉDICA

BEM-ESTAR SUBJETIVO
IMPLICAÇÕES PARA A PSIQUIATRIA E PARA A PSICOLOGIA MÉDICA

Leonardo Machado

Médico Psiquiatra e Psicoterapeuta
Professor efetivo do Departamento de Neuropsiquiatria da
Universidade Federal de Pernambuco (UFPE)
Preceptor da Residência de Psiquiatria do Hospital das Clínicas da UFPE
Doutor em Neuropsiquiatria e Ciências do Comportamento pela UFPE

BEM-ESTAR SUBJETIVO – Implicações para a Psiquiatria e para a Psicologia Médica
Direitos exclusivos para a língua portuguesa
Copyright © 2017 by
MEDBOOK – Editora Científica Ltda.

Nota da editora: Os autores desta obra verificaram cuidadosamente os nomes genéricos e comerciais dos medicamentos mencionados; também conferiram os dados referentes à posologia, objetivando fornecer informações acuradas e de acordo com os padrões atualmente aceitos. Entretanto, em virtude do dinamismo da área da saúde, os leitores devem prestar atenção às informações fornecidas pelos fabricantes, para que possam se certificar de que as doses preconizadas ou as contraindicações não sofreram modificações, principalmente em relação a substâncias novas ou prescritas com pouca frequência. Os autores e a editora não podem ser responsabilizados pelo uso impróprio nem pela aplicação incorreta de produto apresentado nesta obra.

Apesar de terem envidado esforço máximo para localizar os detentores dos direitos autorais de qualquer material utilizado, os autores e a editora estão dispostos a acertos posteriores caso, inadvertidamente, a identificação de algum deles tenha sido omitida.

Editoração Eletrônica e capa: *Adielson Anselme*

CIP-BRASIL. CATALOGAÇÃO NA PUBLICAÇÃO
SINDICATO NACIONAL DOS EDITORES DE LIVROS, RJ

M132b

   Machado, Leonardo
   Bem-estar subjetivo: implicações para psiquiatria e para a psicologia médica/ Leonardo Machado. – 1. ed. – Rio de Janeiro: Medbook, 2017.
   88p. il.; 14 x 21 cm

   ISBN: 9788583690283

   1. Psiquiatria. 2. Medicina. I. Título.

17-41816   CDD: 616.89
                                            CDU: 616.89

16/05/2017   16/05/2017

Reservados todos os direitos. É proibida a duplicação ou reprodução deste volume, no todo ou em parte, sob quaisquer formas ou por quaisquer meios (eletrônico, mecânico, gravação, fotocópia, distribuição na Web ou outros), sem permissão expressa da Editora.

MEDBOOK – Editora Científica Ltda.
Rua Professora Ester de Melo, 178 – Benfica – Cep 20930-010 – Rio de Janeiro – RJ
Telefones: (21) 2502-4438 e 2569-2524 – www.medbookeditora.com.br
contato@medbookeditora.com.br – medbook@superig.com.br

AGRADECIMENTOS

À minha esposa, Liliane, e aos meus filhos, Beatriz e Guilherme.
Todos me têm proporcionado muitas emoções positivas!

SUMÁRIO

Prefácio – Prof. Dr. Amaury Cantilino   11

1. Introdução   13
2. Propostas filosóficas para a felicidade   17
3. Bem-estar subjetivo e felicidade   23
4. É possível mensurar o bem-estar subjetivo?   27
5. Sociodemografia da felicidade   31
6. Biologia da felicidade   39
7. Psicologia da felicidade, estudo da personalidade e psicologia positiva   45
8. Mecanismos de defesa do ego, estilos de defesa e felicidade   53
9. Saúde, saúde mental e felicidade   61
10. Psicologia médica e bem-estar subjetivo   65
11. Psiquiatria e bem-estar subjetivo   71
12. Considerações finais   81

    Índice Remissivo   83

BEM-ESTAR SUBJETIVO

IMPLICAÇÕES PARA A PSIQUIATRIA E PARA A PSICOLOGIA MÉDICA

PREFÁCIO

No seu livro *Sapiens: a breif history of humankind*, Yuval Noah Harari nos desafia com questões bem intrigantes. A riqueza que a Humanidade acumulou nos últimos cinco séculos se traduz em contentamento? A descoberta de fontes novas de energia abre diante de nós depósitos de felicidade? Neil Armstrong, que visitou a lua, foi mais feliz do que os caçadores-coletores anônimos de milhares de anos passados?

Temos nos preocupado em pesquisar a História e garantir conhecimento a respeito de política, economia, gênero, doenças, alimentação, sexualidade, dentre outros fatores, mas raramente nos temos dado ao trabalho de pesquisar como podem influenciar a felicidade humana.

Este livro é fruto da elogiada dissertação de mestrado de Leonardo Machado. Tive o privilégio de orientá-lo nessa iniciativa que me causou uma certa estranheza quanto à sua ideia de estudar a *felicidade*. Ele quis pesquisar, de maneira inovadora para a nossa pós-gradução em Neuropsiquiatria e Ciências do Comportamento, como se encontravam os psiquiatras em termos de qualidade de vida e *bem-estar subjetivo*. Como professor de psiquiatria confesso que, surpreendentemente, pouco havia lido a respeito desse bem-estar subjetivo. Talvez estivesse contaminado com a ideia comum de que, "se as pessoas estão saudáveis, estão felizes". Posso dizer que, desde então, aprendi mais do que orientei.

Aprendi que, mais recentemente, psicólogos, psiquiatras e biólogos têm assumido o desafio de estudar cientificamente o que realmente torna as pessoas felizes. Conheci também os conceitos de felicidade, bem-estar subjetivo e qualidade de vida e descobri que alguns questionários podem ser utilizados em uma tentativa de correlacionar a felicidade com diferentes fatores objetivos, como renda familiar, religiosidade e presença de doenças. Algumas iniciativas têm despontado no sentido de que as políticas públicas levem em consideração o aumento da Felicidade Interna Bruta (FIB) mesmo que venha significar algum prejuízo para o Produto Interno Bruto (PIB). O leitor terá a oportunidade de observar que esses aspectos estão ressaltados nos primeiros cinco capítulos desta publicação.

É possível que a felicidade não seja simplesmente um saldo positivo entre ocasiões agradáveis e eventos desagradáveis. Mais relevante do que essa afirmativa pode ser o fato de o indivíduo ver a própria vida como algo expressivo e valioso, ou seja, como Harari acrescenta, uma vida cheia de "sentido" pode ser muito gratificante mesmo em meio a adversidades. Também vale notar que, como padrão, algumas pessoas parecem lidar com as situações da existência de uma maneira otimista. Em direção ou posicionamento diverso, outros indivíduos parecem sempre insatisfeitos, mesmo que suas vidas lhes ofereçam benesses frequentes. Machado aborda esses assuntos nos Capítulos 6, 7 e 8, os quais tratam da biologia (sobretudo ligada a fatores genéticos) da felicidade, tipologia da personalidade, da psicologia positiva e dos mecanismos de defesa do ego e suas relações com o bem-estar subjetivo.

Nos demais capítulos, o leitor terá a oportunidade de explorar todo o racional envolvido na dissertação de mestrado do autor. Esse material é discutido de maneira congruente com as qualidades esperadas de um bom psiquiatra--pesquisador: saber permear as ciências humanas, a filosofia e a biologia e saber se valer de argumentações factuais.

Espero que o leitor tire bom proveito deste importante trabalho.

Amaury Cantilino
Professor Adjunto do Departamento de
Neuropsiquiatria da Universidade Federal de
Pernambuco (UFPE)

1
INTRODUÇÃO

A felicidade é um objetivo fundamental da existência humana (1). Para muitos, incluindo Aristóteles, todos os outros comportamentos humanos teriam como escopo atingi-la (2,3). Entretanto, Sêneca escreveu que não é fácil alcançar a felicidade, pois é difícil descobrir o que torna a vida feliz, e, muitas vezes, quanto mais procurada, mais dela se afasta (4). Nesse sentido, Sócrates expôs para Fedro que a contemplação da verdade seria a nutrição da alma e a filosofia, a ferramenta para consegui-la (5).

Na realidade, a filosofia foi a primeira ciência a dissecar a temática da felicidade. Somente na última metade do século passado surgiram estudos empíricos sobre o tema, deslocando-o também para as ciências da saúde (6,7) e fazendo que a Organização Mundial de Saúde (OMS) acrescentasse a felicidade como um componente do conceito de saúde (1,8,9). A maior parte desses estudos pertence à psicologia (10) e à economia (11).

Assim, para promover a saúde integral é importante entender também o funcionamento do indivíduo saudável e como as emoções positivas podem contribuir para esse processo. Nesse sentido é preciso ampliar o foco do tratamento e, como propôs Seligman, entender que tratar não é só consertar o que está quebrado (*broken*), mas também nutrir o que há de melhor no ser humano (12,13). Sem dúvida, o atual modelo médico da psiquiatria com base no diagnóstico e no tratamento dos transtornos mentais tem ajudado muitas pessoas. Contudo, avançar em direção à saúde será benéfico para todos, até mesmo para aqueles com diagnósticos psiquiátricos (14), e o estudo do bem-estar subjetivo pode muito bem dar sua contribuição para que seja alcançado esse objetivo.

Ressalte-se também que os médicos estão mais propensos a sofrer de adoecimento relacionado com o trabalho do que os outros profissionais, realidade essa internacionalmente reconhecida (15,16). Especificamente, psiquiatras e outros profissionais da saúde mental estão correndo o risco de sofrer uma diminuição da satisfação com a vida e de apresentar a síndrome de *burnout* (17). Esse risco, porém, não parece estar ligado exclusivamente à sua profissão, pois já se observou que entre os grandes preditores de adoecimento nos médicos estão algumas características de personalidade presentes ainda na época da graduação, como maiores índices de neuroticismo e menores níveis de extroversão (18). No entanto, outras características de personalidade, como as classificadas no aspecto de autodirecionamento (pessoas que são responsáveis e com propósitos e criativas diante das dificuldades), já foram identificadas como fortemente associadas à felicidade (8). Por outro lado, estilos de defesa descrevem a maneira pela qual o indivíduo lida com os conflitos e, assim, são importantes componentes da personalidade, uma vez que participam dos padrões comportamentais de cada um (18,19). Desse modo, estudar os estilos de defesa parece trazer implicações positivas para o entendimento do bem-estar subjetivo.

Diante do exposto, muitas pesquisas têm surgido com o objetivo de avaliar a qualidade de vida dos médicos e dos estudantes de medicina e não só o adoecimento (18,20-25). Poucos, no entanto, têm estudado a felicidade em si nessa população (26) e menos ainda a felicidade entre os psiquiatras (17). Contudo, apesar desses poucos estudos, considerar a felicidade na medicina e especificamente na psiquiatria parece ser importante porque pessoas e comunidades mais felizes tendem a ser mais saudáveis, e a relação inversa também se mostra verdadeira (14,27). Além disso, estudar a felicidade sob o prisma da psicologia médica pode trazer implicações positivas, uma vez que o adoecimento psíquico nos profissionais de saúde mental tem consequências negativas para os próprios pacientes com transtornos mentais (17,28).

Dessa forma, esta obra poderá contribuir para a psicologia médica e para a psiquiatria na medida em que traz para o campo de análise dessas disciplinas o estudo da felicidade.

Referências

1. Fowler JH, Christakis NA. Dynamic spread of happiness in a large social network: longitudinal analysis over 20 years in the Framingham Heart Study. BMJ [Internet] 2008 Jan [cited 2014 Jul 9]; 337:a2338. Disponível em: http://www.pubmedcentral.nih.gov/articlerender.fcgi?artid=2600606&tool=pmcentrez&rendertype=abstract
2. Allmark P. Health, happiness and health promotion. J Appl Philos [Internet]. 2005 Jan; 22(1): 1-15. Disponível em: http://www.ncbi.nlm.nih.gov/pubmed/15948328.
3. Aristóteles. Ética à Nicômaco. 1ª ed. Caeiro A de C (Tradutor do grego) [ed.]. São Paulo: Atlas. 2009. 280p.
4. Sêneca. Da vida retirada, da tranquilidade da alma e da felicidade. 1ª ed. Sá Rebello L (tradutora), [ed.]. Da vida retirada; da tranquilidade da alma; da felicidade. Porto Alegre: L&PM Pocket 2009.

INTRODUÇÃO **15**

5. Platão. Fedro. 3ª ed. Alberto Nunes C (tradutor), [ed.]. Belém: ed. UFPA, 2011.
6. Veenhoven R. Questions on happiness: Classical topics, modern answers, blind spots. In: Strack F, Argyle M, Schwarz N (eds.) Subjective wellbeing, an interdisciplinary perspective. London: Pergamon Press 1991:7-26.
7. Tay L, Kuykendall L. Promoting happiness: the malleability of individual and societal subjective wellbeing. Int J Psychol [Internet]. 2013 Jan; 48(3):159-76. Disponível em: http://www.ncbi.nlm.nih.gov/pubmed/23551025
8. Cloninger CR, Zohar AH. Personality and the perception of health and happiness. J Affect Disord [Internet]. 2011 Jan [cited 2014 Aug 20];128(1-2):24-32. Disponível em: http://www.ncbi.nlm.nih.gov/pubmed/20580435
9. WHO. The World Health Report 2001. Mental Health: new understanding, nem hope. Geneva: World Health Organization 2001. 5p.
10. Karlsson M, Lyttkens CH, Nilsson T. Health. Happiness. Inequality. Expert Rev Pharmacoeconomics Outcomes Res 2010;10(5):1-6.
11. Graham C. Happiness and Health: lessons and questions for public policy. Health Aff 2008; 27(1): 72-87.
12. Kobau R, Seligman MEP, Peterson C et al. Mental health promotion in public health: perspectives and strategies from positive psychology. Am J Public Health [Internet]. 2011 Aug [cited 2014 Sep 5]; 101(8):e1-9. Disponível em: http://www.pubmedcentral.nih.gov/articlerender.fcgi?artid=3134513&tool=pmcentrez&rendertype=abstract.
13. Bekhet AK, Zauszniewski JA, Nakhla WE. Happiness: theoretical and empirical considerations. Nurs Forum [Internet]. 2008; 43(1):12-23. Disponível em: http://www.ncbi.nlm.nih.gov/pubmed/18269440.
14. Cloninger C. The science of well-being: an integrated approach to mental health and its disorders. World Psychiatry [Internet]. 2006 [cited 2014 Nov 2]; 5(2):71-6. Disponível em: http://www.ncbi.nlm.nih.gov/pmc/articles/pmc1525119/.
15. Cohen D, Marfell N, Greene G. Standards for "Health for Health Professionals" services in the UK. Occup Med (Lond) [Internet]. 2014 Mar; 64(2):126-32. Disponível em: http://www.ncbi.nlm.nih.gov/pubmed/24477501.
16. Peckham C. Medscape Psychiatrist Lifestyle Report 2015 [Internet]. Medscape. 2015. Disponível em: http://www.medscape.com/features/slideshow/lifestyle/2015/psychiatry?src=emailthis#1.
17. Baruch Y, Swartz M, Sirkis S, Mirecki I, Barak Y. Staff happiness and work satisfaction in a tertiary psychiatric centre. Occup Med (Lond) [Internet]. 2013 Sep [cited 2014 Sep 3]; 63(6):442-4. Disponível em: http://www.ncbi.nlm.nih.gov/pubmed/23881119.
18. Silva BC da. Psicodinâmica e qualidade de vida do médico: um estudo transversal em Botucatu-SP. Universidade de São Paulo. 2013.
19. Blaya C, Kipper L, Heldt E et al. Brazilian-Portuguese version of the Defense Style Questionnaire (DSQ-40) for defense mechanisms measure: a preliminary study. Rev Bras Psiquiatr 2004; 26(4):255-8.
20. Calumbi RA, Amorim JA, Maria C, Maciel C. Avaliação da qualidade de vida dos anestesiologistas da Cidade do Recife. Rev Bras Anestesiol 2010; 60(1):42-51.
21. Guilherme J, Alves B. Qualidade de vida em estudantes de medicina no início e final do curso: avaliação pelo Quality of life among first and last-year medical students: an evaluation using Whoqol-bref. Rev Bras Educ Med 2010; 34(1):91-6.
22. Fogaça MC, Carvalho WB, Nogueira-Martins LA. Estudo preliminar sobre a qualidade de vida de médicos e enfermeiros intervencionistas pediátricos e neonatais. Rev Esc Enferm USP 2010; 44(3):708-12.
23. Souza S de, Miranzi C, Mendes CA, Nunes AA, Iwamoto HH. Qualidade de vida e perfil sociodemográfico de médicos da estratégia de saúde da família. Rev Med Minas Gerais 2010; 20(2):189-97.

24. Tempski P, Bellodi PL, Paro HBMS et al. What do medical students think about their quality of life? A qualitative study. BMC Med Educ [Internet]. 2012 Jan; 12(106):1-8. Disponível em: http://www.pubmedcentral.nih.gov/articlerender.fcgi?artid=3527341&tool=pmcentrez&rendertype=abstract.
25. Fiedler PT. Avaliação da qualidade de vida do estudante de medicina e da influência exercida pela formação acadêmica. Universidade de São Paulo 2008.
26. Farzianpour F, Eshraghian M, Emami A et al. An estimate of happiness among students of Tehran University of Medical Sciences: a means for policy making in management of health system. Iran Red Crescent Med J. 2011; 13(11):841-3.
27. Subramanian SV, Kim D, Kawachi I. Covariation in the socioeconomic determinants of self rated health and happiness: a multivariate multilevel analysis of individuals and communities in the USA. J Epidemiol Community Health [Internet]. 2005 Aug [cited 2014 Sep 3]; 59(8):664-9. Disponível em: http://www.pubmedcentral.nih.gov/articlerender.fcgi?artid=1733107&tool=pmcentrez&rendertype=abstract.
28. Nuria PG, Attilio RR, Marcela BC. Aplicando psicología positiva en educación médica. Rev Med Chile 2011;139:941-9.

2
PROPOSTAS FILOSÓFICAS PARA A FELICIDADE

Como a filosofia foi a primeira ciência a investigar a questão da felicidade, trataremos neste capítulo de algumas contribuições filosóficas à temática.

....

Situada a noroeste da cidade de Atenas, na Grécia, Delfos era considerada pelos gregos o centro do Universo. Talvez por essa razão tenha sido erigido um grande templo ao deus Apolo que aglutinava pessoas de diversas partes do mundo desejosas de orientações com o oráculo exposto. Sócrates esteve por lá uma vez, ainda na juventude, em uma das poucas ocasiões em que saiu de Atenas. O que mais lhe chamou a atenção, no entanto, foi a inscrição no pórtico de entrada do templo: *Gnothi Seauton*, ou "Conhece-te a Ti Mesmo" (1).

Essa máxima foi de grande importância para a civilização ocidental e, originalmente, era parte de outras sentenças que resumiam os imperativos da existência humana (2). Os chamados sete sábios da Antiguidade teriam sido os responsáveis pela formulação, sendo Tales, de Mileto, um deles (1) e Chilon, de Esparta, aquele que teria proposto o "Conhece-te a Ti Mesmo" (2).

Entretanto, seria errôneo interpretar naquela ocasião que essa máxima tinha o sentido psicológico de hoje, pois ainda não havia a dimensão da interioridade. Conhecer-se, pois, significava muito mais a consciência dos limites humanos diante dos deuses. Coube a Sócrates a função de desviar o rumo da filosofia para o estudo das coisas humanas e não apenas da natureza, como de hábito antes desse filósofo (2). A partir de seu método de investigação filosófica[1], pretendia chegar à virtude e à verdade (3).

---

[1]Sócrates foi o primeiro a empregar um método de investigação na filosofia.

18 BEM-ESTAR SUBJETIVO: IMPLICAÇÕES PARA A PSIQUIATRIA E PARA A PSICOLOGIA MÉDICA

Assim, quando no cárcere recebeu de Critão e de outros seguidores a proposta de fuga, Sócrates recusou a oferta. Dentre outras coisas, respondeu que não seria desejável pagar uma injustiça com uma outra. Além do mais, aconselhou que não se deveria dar grande importância ao viver, mas ao viver bem com honra e conforme a justiça (4,5).

A partir daí, a vida virtuosa, *o viver bem*, passou a ser a meta dos filósofos em busca da vida filosófica, com o problema da felicidade se tornando o tema central da filosofia. Dessa maneira, Platão, por meio de alguns mitos, estabeleceu que o *areté* (ou seja, a excelência ética do *ser bom* e do *viver bem*) é uma potencialidade da alma que precisa ser atualizada (6).

Nesse sentido, Aristóteles escreveu na abertura de seu livro *Ética a Nicômaco* (7):

Toda perícia e todo o processo de investigação, do mesmo modo que todo o procedimento prático e toda decisão, parecem lançar-se para um determinado bem. É por isso que se tem dito acertadamente que o bem é aquilo por que tudo anseia.

No caso da ética, esse bem é alcançado na *pólis*, sendo a vida feliz[2] o bem ético do indivíduo, isto é, o fim ao qual todo indivíduo aspira. Essa é a primeira questão da ética, segundo Aristóteles (8). Desse modo, a felicidade seria uma completude plena, autossuficiente, e o fim último de todas as ações possíveis (7).

Platão, no entanto, formulava a ideia de que a felicidade era uma forma universal de bondade que poderia ser alcançada pela via contemplativa, enquanto Aristóteles entendia a felicidade como tendo naturezas diferentes, sendo o bem supremo um fim em si e para si mesmo. Por essa razão seria um bem prático atingido pela ação e não pela contemplação (8).

A busca filosófica em torno do que tornaria a vida feliz continuou em todas as escolas chamadas socráticas menores e helenistas.

Os cínicos[3] entendiam que a felicidade é viver de acordo com a natureza e que as coisas convencionalmente julgadas como necessárias à felicidade, como riqueza, fama e poder público, não têm nenhum valor na natureza. Desse modo, a felicidade seria algo disponível para qualquer pessoa, desde que estivesse disposta a treinar o autodomínio para viver feliz ainda que nas circunstâncias mais seriamente adversas (9). Nesse sentido é conhecida a história do diálogo entre Diógenes e Alexandre, o Grande. Ao ver a miséria em que vivia o filósofo, o conquistador indagou o que poderia fazer a seu favor, ao

---

[2]Ou seja, o bem viver e o bem agir.
[3]Antístenes de Atenas é considerado o fundador dessa escola que influenciou bastante o mundo antigo. Inicialmente, foi discípulo de Górgias, professor de retórica. Posteriormente, passou a seguir Sócrates, estando presente no momento final do filósofo, como narra Platão no diálogo *Fédon* (19). Diógenes, no entanto, é o cínico paradigmático da Antiguidade e tinha como grande objetivo "desfigurar a moeda" dos valores falsos da cultura dominante.

que Diógenes respondeu: "Não me tires o que não podes me dar; sai da frente, pois estás a me tirar a luz do sol" (6).

Por outro lado, para a escola de Epicuro o prazer *(hedoné)* é o princípio e a finalidade da vida feliz. A ética epicurista, portanto, é um hedonismo. Ressalte-se, porém, que esse prazer não é uma ausência de dor, mas um estado positivo e que, igualmente, não é assim um estado passageiro ou fugaz. No entanto, seria preciso distinguir o prazer estável ou em repouso do prazer em movimento ou que acaba em pesares ou que deriva de carências sempre insatisfeitas. Há bons prazeres em determinado movimento, como saciar a fome e a sede, os quais, porém, precisam ser continuadamente renovados porque as carências que os movem também são incessantes. Por outro lado, o prazer em repouso é isento de dor, sofrimento ou perda. Por esse motivo, o verdadeiro prazer é serenidade ou tranquilidade. Além disso, o epicurismo enfatizava que alguns desejos são naturais e outros, opiniões. Entre os desejos naturais, alguns seriam necessários para a felicidade, outros para a própria vida, e alguns nem para manter a vida, nem para alcançar a felicidade.

Diante disso, o epicurismo ensinava que esse hedonismo seria ético somente se houvesse medida e senso do limite dos prazeres, ou seja, temperança, para que se pudesse viver conforme a natureza (10).

Ainda entre as escolas helenísticas, um famoso estoico[4], Sêneca, escreveu que, apesar de todos quererem viver felizes, não é fácil alcançar a felicidade, uma vez que, quanto mais é procurada, mais dela se é afastado, sobretudo quando se tem pressa. Nesse sentido, deve-se primeiro determinar o que se deseja e, em seguida, por onde se pode avançar nesse sentido (11). Na realidade, para o estoicismo, apenas a virtude é um bem, e só o vício é um mal. Tudo o mais é indiferente, o que significa dizer que não é nem benéfico nem nocivo ou, de modo equivalente, que não exerce efeito sobre a felicidade ou a tristeza do indivíduo (12).

É por esse motivo que outro famoso estoico, Epicteto, escreveu que há determinadas coisas que dependem de nós e outras que não. As que dependem de nós são livres, sem impedimentos e sem entraves; já as que não dependem são frágeis, servas e facilmente impedidas. Dessa maneira, se o indivíduo tomar por livres coisas naturalmente servas, como próprias de si as que são próprias de outrem, conhecerá a aflição e a perturbação. Para esse filósofo, portanto, não são as coisas que perturbam os homens, mas os juízos feitos a respeito delas (13).

Assim, para combater as expectativas, o estoicismo recomendava ter os impulsos "com reserva", ou seja, abster-se de prometer a si mesmo conseguir o que se deseja, bem como permanecer cônscio de que há alguma possibilidade de não

---

[4]Escola filosófica fundada por Zenon, que estudou com o cínico Crates e que teve grande influência do pensamento socrático.

se conseguir (12). Em suma, para essa corrente filosófica a felicidade consistiria em uma alma livre, sem medo e constante, inacessível ao temor e à ganância (11).

Próximo ao período considerado o início da Idade Média, Agostinho de Hipona, conhecido como Santo Agostinho, também escreveu sobre a temática. Citando Cícero em diversas ocasiões, Agostinho considerava o "porto da filosofia" o único ponto pelo qual se pode alcançar a região da vida feliz. Em uma imagem, o filósofo compara a vida no mundo a um mar tempestuoso, ao qual os indivíduos são atirados como barcos e por onde poucos navegantes se empenham na tarefa de chegar ao referido porto. Para ele ainda, possuir a Deus é viver de modo feliz. Essa seria a vida perfeita, e para essa vida seria possível navegar através de uma fé sólida, de uma esperança alegre e por uma caridade ardente (14).

Depois desse período florescente de ideias filosóficas a respeito do que tornaria a vida feliz, vê-se um certo hiato em torno desse debate. É provável que o ser humano, ao longo da Idade Média, tenha aceitado a ideia de que uma vida temente a Deus seria o caminho mais seguro para encontrar a felicidade, vista então como algo em torno de uma salvação. Assim, a temática da felicidade, originalmente da filosofia, parece ter sido apoderada pela religião, ao menos no mundo ocidental, e como consequência alvo de poucas discussões.

Entretanto, o inglês Jeremy Bentham (1748-1832), desprezando profundamente a ideia dos direitos naturais, fundou a doutrina utilitarista. Para ele, o mais elevado objetivo da moral é maximizar a felicidade, assegurando a hegemonia do prazer sobre a dor. Assim, a coisa certa a fazer é aquela que maximizará a utilidade, e a utilidade é algo que produza prazer ou felicidade e que evite a dor ou o sofrimento (15).

É possível, contudo, que um existencialista[5] coloque a dor, simbolizada pela angústia, como algo inerente à vida. Assim, Kierkegaard via no paradoxo uma ideia que, aparentemente contraditória, fazia sentido a uma observação mais atenta. Nessa perspectiva, ele ponderava que a angústia é a realidade da liberdade, porque sua existência torna a liberdade possível. A angústia seria, assim, o desejo daquilo que tememos, um temor daquilo que desejamos. Heidegger, por sua vez, dizia que a angústia é a experiência do nada. No entanto, o ser autêntico tem consciência dessa angústia existencial que o impulsiona, diferentemente do ser artificial, que é seguidor e vive a vida sem a menor consciência. Schopenhauer, a seu turno, notava que a vontade inspira o desejo e que o desejo é uma memória constante das coisas que não temos na vida. Se não satisfazemos nossos desejos, a dor e a frustração aumentam. Para ele, diferentemente dos objetos inanimados e dos animais, temos consciência de nossa enlouquecedora vontade e por isso sofremos (16-18).

---

[5] Ou seus antecessores ideológicos, Schopenhauer e Kierkegaard.

PROPOSTAS FILOSÓFICAS PARA A FELICIDADE **21**

Ao se contrapor à visão da busca pelo prazer, Viktor Frankl[6] ponderava que o prazer não deveria ser a finalidade última da atividade humana, mas o efeito de uma meta. Mais além, dizia não ser possível perseguir a felicidade, uma vez que, ao se fazer dela o objeto de motivação, essa felicidade passa a ser também o objeto de atenção, e uma hiperintenção tende a criar comportamentos neuróticos. Desse modo, a verdadeira busca deveria ser a de encontrar um sentido, pois, quando se tem uma razão para ser feliz, a felicidade se apresenta automática e espontaneamente. É verdade que sua obra foi feita no campo da psicoterapia, influenciada pela vivência pessoal do referido médico como prisioneiro em campos de concentração nazistas. No entanto, essa obra acabou tendo implicações metaclínicas para uma visão antropológica e uma filosofia de vida.

....

Por mais que se tenha debatido sobre a questão da felicidade ao longo da história humana, é provável que esse seja um daqueles temas cujas discussões são inesgotáveis.

Por essa razão, parece existir uma *felicidade comum* constituída de elementos investigados por vários filósofos, ideologias e estudos atuais. Entretanto, esse tipo de felicidade parece ser fundamentalmente uma construção individual (*felicidade pessoal*) e, por isso, nem sempre coincidente com os achados gerais.

Parece ainda existir uma *felicidade ideal* ou um ideal de felicidade, bem delimitada na fala dos filósofos da Antiguidade ou no pensamento religioso simbolizado por Agostinho de Hipona. Porém, antes ou ao lado dela, deve haver uma *felicidade possível* ou a possibilidade de se sentir alguma felicidade.

Referências

1. Machado L. Os últimos dias do sábio. 1ª ed. Porto Alegre: Francisco Spinelli, FERGS 2012. 136p.
2. Eizirik MF. O cuidado de si: uma perspectiva filosófica. In: Eirizik CL, Bassols AMS (eds.) O ciclo da vida humana: uma perspectiva psicodinâmica. 2ª ed. Porto Alegre: Artmed 2013:41-52.
3. Chauí M. Os sofistas de Sócrates: o humano como tema e problema. In: Chauí M (ed.) Introdução à história da filosofia: dos pré-socráticos a Aristóteles. 2ª ed. São Paulo: Companhia das Letras 2002:129-206.
4. Platão. Críton. 1ª ed. Brasília: UNB 1997. 76p.
5. Platão. Critão, ou O Dever. Diálogos. São Paulo: Editora Cultrix 2012:119-34.
6. Chauí M. Platão e o nascimento da razão ocidental. Introdução à históriada filosofia: dos pré-socráticos a Aristóteles. 2ª ed. São Paulo: Companhia das Letras 2002:207-327.
7. Aristóteles. Ética a Nicômaco. 1ª ed. São Paulo: Atlas 2009. 280p.

---

[6]A obra de Viktor Frankl se insere em um contexto mundial de injeção de existencialismo nas psicoterapias. No entanto, muitos o consideram o mais humanista dos existencialistas.

8. Chauí M. Aristóteles: a filosofia como totalidade do saber. In: Chauí M (ed.) Introdução à história da filosofia: dos pré-socráticos a Aristóteles. 2ª ed. São Paulo: Companhia das Letras; 2002:328-486.
9. Goulet-Cazé M-O, Branham RB. Os cínicos – o movimento cínico na Antiguidade e o seu legado. 1ª ed. São Paulo: Edições Loyola 2007. 493p.
10. Chauí M. Epicuro e o jardim. Introdução à história da filosofia: as escolas helenísticas. 1ª ed. São Paulo: Companhia das Letras 2010; II:70-111.
11. Sêneca. Da vida retirada, da tranquilidade da alma e da felicidade. 1ª ed. Porto Alegre: L&PM Pocket 2009.
12. Inwood B. Os estoicos. 1ª ed. São Paulo: Odysseus Editora 2006. 482p.
13. Chauí M. O que depende de nós: o estoicismo romano. Introdução à história da filosofia: as escolas helenísticas. 1ª ed. São Paulo: Companhia das Letras 2010; II:288-321.
14. Agostinho S. Sobre a vida feliz. 1ª ed. Petrópolis: Vozes 2014. 43p.
15. Sandel M. O princípio da máxima felicidade: o utilitarismo. Justiça – o que é fazer a coisa certa. 16ª ed. Rio de Janeiro: Civilização Brasileira 2009:43-74.
16. Mannion J. O livro completo da filosofia. 5ª ed. São Paulo: Madras Editora; 2008. 286p.
17. Bastos O. A angústia do final do milênio. A história da psiquiatria em Pernambuco e outras histórias. 2ª ed. Recife: EDUPE 2010; 1. 201p.
18. Peregrino A. Ansiedade normal e patológica. J Bras Psiquiatr 1996; 45(3):129-34.

3
BEM-ESTAR SUBJETIVO E FELICIDADE

CONCEITO

Na perspectiva da saúde mental, a felicidade pode ser definida como o estado duradouro e combinado de menor quantidade de emoções negativas, maior quantidade de emoções positivas, satisfação com a vida, engajamento social e sentido de vida (1-4).

Uma expressão muito empregada como sinônimo na literatura é *bem-estar subjetivo* (1,4,5). Contudo, alguns pesquisadores tendem a diferenciar bem-estar subjetivo de felicidade. Para eles, bem-estar subjetivo seria uma construção mais abrangente, englobando um componente afetivo relacionado com a felicidade e um componente cognitivo inerente à satisfação com a vida (6). No entanto, apesar de ser essa uma tendência atual, não se pode dizer que há consenso a respeito (7).

De qualquer forma, por se tratar de um termo muito abrangente em suas interpretações e pelo menos originalmente da alçada de outros ramos do saber, a palavra *felicidade* tem sido usada com cautela em publicações recentes da área da saúde.

Desse modo, neste livro buscou-se utilizar preferencialmente a expressão *bem-estar subjetivo*. Outrossim, optou-se pela utilização indiferenciada de bem-estar subjetivo e felicidade, entendendo-se que para o escopo destas páginas não há maiores repercussões práticas nessa distinção.

QUALIDADE DE VIDA (QV)

Qualidade de vida é uma expressão mais abrangente que engloba em si o sentimento de felicidade (4). Na realidade, essa expressão ganhou repercussão mundial depois de sua utilização em 1964 pelo então presidente dos Estados

Unidos da América, Lyndon Johnson, ao declarar que "os objetivos não podem ser medidos pelo balanço dos bancos, mas sim pela qualidade de vida que proporcionam às pessoas" (8).

A seu lado, o avanço da tecnologia e da medicina fez que os pacientes aumentassem suas sobrevidas, mas frequentemente permanecendo com sequelas, complicações ou doenças crônicas. Daí, os tradicionais parâmetros médicos de melhora começaram a se mostrar insuficientes para avaliação do real estado do paciente, sendo necessário, assim, o desenvolvimento de instrumentos que levassem em conta o ponto de vista do paciente (9).

Nesse sentido, o conceito de qualidade de vida passou a despertar grande interesse dos médicos e dos pesquisadores da área de saúde, de tal modo que, em 1998, a Organização Mundial de Saúde (OMS) definiu esse conceito como a percepção do indivíduo de sua posição na vida no contexto da cultura e sistema de valores nos quais vive e em relação aos seus objetivos, expectativas, padrões e preocupações (10). Na atualidade existem questionários destinados a avaliar a qualidade de vida, até mesmo com validação para o português (8,11).

FELICIDADE HEDÔNICA E EUDAIMONIA

Na literatura científica são frequentemente abordados dois tipos de felicidade: o bem-estar psicológico e o bem-estar hedônico. O bem-estar psicológico, *eudaimonia* ou riqueza psicológica, tem sido usado para se referir a uma combinação de forças de caráter envolvendo facetas de autodirecionamento (autonomia, propósito de vida, domínio ambiental e autoaceitação), cooperativismo (relações positivas com os outros) e autotranscendência (crescimento pessoal e autorrealização) (1,12). Já o bem-estar hedônico está ligado ao que torna a vida prazerosa, à satisfação com a vida, à presença de afetos positivos e à ausência de afetos negativos (13). Pode-se dizer, então, que o bem-estar psicológico está ligado à realização pessoal das próprias potencialidades, enquanto o bem-estar hedônico está relacionado com a experiência de satisfação.

Embora sejam duas formas diferentes de experimentar a felicidade, esses dois tipos de felicidade estão fortemente relacionados (1,12,13). No entanto, do ponto de vista histórico, têm origens diferentes. Aristóteles postulava que todo ser humano detinha capacidades singulares, chamadas *daimon*, as quais deveriam ser reconhecidas e desenvolvidas (14). Semelhante ideia pode ser encontrada nos conceitos de autoatualização de Maslow e de individuação de Jung e na teoria da coerência existencial de Antonovsky, contribuições essas que estão ligadas ao conceito de *eudaimonia* (13,15). Por sua vez, Epicuro daria as bases para a posterior construção do hedonismo (13).

EMOÇÕES POSITIVAS E NEGATIVAS

Além desses dois tipos de felicidade, é importante diferenciar dois tipos de emoção ligados ao entendimento da felicidade: emoção positiva e emoção negativa. Essas emoções são variáveis independentes, podendo não se encontrar em oposição (3). É possível, assim, possuir emoções positivas e negativas ao mesmo tempo, bem como adentrar um estado neutro. Além disso, tais emoções parecem ter determinantes, consequências e correlações diferentes (16), e é a frequência de emoções positivas e não a sua intensidade que está ligada à felicidade (3,16).

Emoções negativas, como medo e raiva, são reconhecidamente benéficas, pois ajudam a assegurar a sobrevivência e a segurança. Entretanto, esses benefícios seriam mais a curto prazo. Por sua vez, a Teoria *Broaden and Build* pondera que as emoções positivas ampliam a cognição e os comportamentos, propiciando recursos intelectuais, sociais e físicos para seu bom funcionamento. Dessa forma, as emoções positivas trariam benefícios a longo prazo, proporcionando ao indivíduo continuar se desenvolvendo (16).

EMOÇÕES OU AFETOS?

Embora popularmente emoções e afetos sejam usados indiscriminadamente, existem importantes distinções dessas experiências (7). Aqui também é encontrada facilmente a falta de concordância na literatura científica quando se tenta adentrar as sutilezas das diferenciações, sobretudo no momento em que se amplia o trabalho na tentativa de englobar diferenciações entre estas e o humor, sentimentos e paixões. Entretanto, podem ser feitas algumas ponderações gerais e mais consensuais a respeito do que seriam as emoções e os afetos.

As emoções, que são respostas transitórias e intensas a fatores externos, estão associadas à ativação fisiológica ou a reações somáticas (neurovegetativas, motoras, hormonais, viscerais e vasomotoras) (6,17). Já os afetos são definidos como a qualidade e o tônus emocional que acompanham uma ideia ou representação mental (17). Desse modo, o afeto é uma elaboração mais abrangente, englobando a emoção (6,17), na medida em que leva em conta os fatores externos e internos.

Com essa visão podem ser ampliadas as ponderações do tópico anterior (emoções positivas e negativas) e aplicá-las igualmente aos afetos positivos e negativos, como, aliás, é feita a maior parte dos estudos[7].

---

[7]Neste livro, no intuito de definir melhor os termos, optou-se primeiro por trazer as considerações levando em conta as emoções para, somente depois da diferenciação entre emoções e afetos, ampliá-las também aos afetos.

Referências

1. Cloninger CR, Zohar AH. Personality and the perception of health and happiness. J Affect Disord [Internet]. 2011 Jan [cited 2014 Aug 20];128(1-2):24-32. Disponível em: http://www.ncbi.nlm.nih.gov/pubmed/20580435.
2. Allen D, Carlson D, Ham C. Well-being: new paradigms of wellness-inspiring positive health outcomes and renewing hope. Am J Health Promot [Internet]. 2007; 21(3):1-9, iii. Disponível em: http://www.ncbi.nlm.nih.gov/pubmed/17233240.
3. Ferraz R, Tavares H, Zilberman M. Happiness: a review. Rev Psiquiatr Clínica [Internet]. 2007 [cited 2014 Nov 2]; 34(5):234-42. Disponível em: http://www.scielo.br/scielo.php?pid=S0101-60832007000500005&script=sci_arttext.
4. Bekhet AK, Zauszniewski JA, Nakhla WE. Happiness: the oretical and empirical considerations. Nurs Forum [Internet]. 2008; 43(1):12-23. Disponível em: http://www.ncbi.nlm.nih.gov/pubmed/18269440.
5. Tay L, Kuykendall L. Promoting happiness: the malleability of individual and societal subjective wellbeing. Int J Psychol [Internet]. 2013 Jan; 48(3):159-76. Disponível em: http://www.ncbi.nlm.nih.gov/pubmed/23551025.
6. Henna EAD. Relação entre temperamento, caráter e bem-estar subjetivo: estudo em uma amostra de sujeitos saudáveis. Universidade de São Paulo 2011.
7. Snyder CR, Lopez SJ. Psicologia positiva: uma abordagem científica e prática das qualidades humanas. 1ª ed. Porto Alegre: Artmed 2009. 516p.
8. Fleck MPDA, Leal OF, Louzada S et al. Desenvolvimento da versão em português do instrumento de avaliação de qualidade de vida da OMS (WHOQOL-100). Rev Bras Psiquiatr 1999; 21(1):19-28.
9. Guajardo VAD. Associação entre qualidade de vida e sintomas depressivos em pacientes com acidente vascular cerebral. Universidade de São Paulo 2012.
10. The WHOQOL Group 1995 T. The World Health Organization quality of life assessment (WHOQOL): position paper from the World Health Organization. Sci Med 1995; 10:1403-9.
11. Fleck MPDA. O instrumento de avaliação de qualidade de vida da Organização Mundial da Saúde (WHOQOL-100): características e perspectivas. Cien Saude Colet 2000; 5(1):33-8.
12. Barak Y, Achiron A. Happiness and neurological diseases. Expert Rev Neurother 2009; 9(4):445.
13. Ryff CD, Singer BH, Dienberg Love G. Positive health: connecting well-being with biology. Philos Trans R Soc Lond B Biol Sci [Internet]. 2004 Sep 29 [cited 2014 Aug 23]; 359(1449):1383-94. Disponível em: http://www.pubmedcentral.nih.gov/articlerender.fcgi?artid=1693417&tool=pmcentrez&rendertype=abstract.
14. Aristóteles. Ética a Nicômaco. 1ª ed. Caeiro A de C (tradutor do grego), [ed.] São Paulo: Atlas 2009. 280p.
15. Ventegodt S, Flensborg-Madsen T, Andersen NJ, Merrick J. The life mission theory VII. Theory of existential (Antonovsky) coherence: a theory of quality of life, health, and ability for use in holistic medicine. Scientific World Journal [Internet]. 2005 May 6 [cited 2014 Sep 3]; 5:377-89. Disponível em: http://www.ncbi.nlm.nih.gov/pubmed/15915291.
16. Kobau R, Seligman MEP, Peterson C et al. Mental health promotion in public health: perspectives and strategies from positive psychology. Am J Public Health [Internet]. 2011 Aug [cited 2014 Sep 5]; 101(8):e1-9. Disponível em: http://www.pubmedcentral.nih.gov/articlerender.fcgi?artid=3134513&tool=pmcentrez&rendertype=abstract.
17. Dalgalarrondo P. Psicopatologia e semiologia dos transtornos mentais. 2ª ed. Porto Alegre: Artmed 2008. 440p.

4
É POSSÍVEL MENSURAR O BEM-ESTAR SUBJETIVO?

Uma das primeiras preocupações de quem se depara com o estudo do bem-estar subjetivo é como mensurá-lo nos moldes científicos. Pondera-se que essa é uma variável muito subjetiva e de difícil avaliação.

De fato, a felicidade é um estado extremamente subjetivo. Os estudos científicos a respeito não se baseiam em parâmetros arbitrários e normatizadores do que seria felicidade.

Na realidade, fala-se em bem-estar subjetivo, ou seja, independentemente do conceito que o indivíduo tenha sobre o que é felicidade, verifica-se como se sente em relação a isso. Certamente, encontra-se nesse aspecto o ponto de partida que diferencia o estudo científico da felicidade dos demais ramos do conhecimento que igualmente a abordam. Além disso, a psiquiatria desde seu início precisou tentar objetivar o subjetivo para construir o diagnóstico clínico e posteriormente, quando se adentrou profundamente pelas pesquisas científicas, necessitou mensurar o subjetivo (1). Assim, pelo êxito que vem conseguindo, já demonstrou, por meio de outras variáveis, como é possível e como se vê também em mensurações médicas mais subjetivas como a dor. Em razão dessas considerações, é preciso ponderar que a própria natureza do objeto de estudo (felicidade e emoções positivas relacionadas) talvez seja mais complexa do que os sintomas dos transtornos psiquiátricos ou a própria dor, o que pode levar a alguns vieses difíceis de serem contornados.

De qualquer forma, na atualidade existem várias escalas que mensuram a felicidade, tais como a *Subjective Happiness Scale* (SHS), ou Escala Geral de Felicidade, a Escala de Bem-Estar Subjetivo (EBES), a *Satisfaction with Life Scale* (SWLS), a *Oxford Happiness Inventory* (OHI), a *Positive and Negative Affect Schedule-Expanded* (PANAS-X) e a *Depression-Happiness Scale* (2-4).

28 BEM-ESTAR SUBJETIVO: IMPLICAÇÕES PARA A PSIQUIATRIA E PARA A PSICOLOGIA MÉDICA

A SHS, por exemplo, apresenta consistência interna elevada (*alpha de cronbach* entre 0,85 e 0,95 em diferentes estudos), boa confiabilidade teste--reteste (entre 0,71 e 0,90) e boa correlação com a avaliação de informantes (r = 0,65) (2,5).

De fato, uma das primeiras escalas confeccionadas para ser utilizada nos estudos da felicidade foi a SWLS (6,7). A partir daí foram elaboradas outras escalas, como a SHS, que já foi validada nas versões portuguesa (8) e brasileira (9). Da validação brasileira participaram 600 voluntários entre 18 e 70 anos de idade (9). Além disso, a SHS apresenta boa correlação com a SWLS (2,5), e vários estudos já a utilizaram com sucesso em diferentes contextos (4,10-12).

Na SHS são elaboradas quatro proposições:

1. Em geral considero-me:

1	2	3	4	5	6	7
Uma pessoa não muito feliz						Uma pessoa muito feliz

2. Comparando com a maioria dos meus amigos, considero-me:

1	2	3	4	5	6	7
Menos feliz						Mais feliz

3. Algumas pessoas são geralmente muito felizes. Elas aproveitam a vida, aconteça o que acontecer, procurando obter o máximo. Em que grau essa descrição se aplica a você?

1	2	3	4	5	6	7
De modo algum						Muito

4. Algumas pessoas geralmente não são muito felizes. Embora não estejam deprimidas, nunca parecem tão felizes quanto poderiam ser. Em que grau essa descrição se aplica a você?

1	2	3	4	5	6	7
Muito						De modo algum

A partir daí, o sujeito terá como resposta alguma opção com pontuação entre 1 e 7. O índice geral da escala é estabelecido a partir do somatório dos pontos dividido por quatro. Quanto maior o escore, maiores os níveis de felicidade.

Uma última consideração deve ser feita, pois em escalas como essa geralmente resta uma dúvida em relação à validade das respostas. Argumenta-se que indivíduos não felizes podem responder contrariamente à realidade, o que pode parecer uma preocupação legítima. Todavia, estudo comparativo entre instrumentos de autopreenchimento e instrumentos de outros tipos já demonstrou que ambos são equivalentes para a avaliação do bem-estar subjetivo (13).

Referências

1. Sonenreich C, Estevão G. O que psiquiatras fazem: ensaios. 1ª ed. São Paulo: Casa Editorial Lemos 2007. 368p.
2. Ferraz R, Tavares H, Zilberman M. Happiness: a review. Rev Psiquiatr Clínica [Internet]. 2007 [cited 2014 Nov 2]; 34(5):234-42. Disponível em: http://www.scielo.br/scielo.php?pid=S0101-60832007000500005&script=sci_arttext.
3. Pureza R, Helena C, Kuhn C. Psicologia positiva no Brasil: uma revisão sistemática da literatura. Rev Bras Ter Cogn 2012; 8(2):109-17.
4. Scorsolini-Comin F, dos Santos MA. Psicologia Positiva e os Instrumentos de Avaliação no Contexto Brasileiro. Psicologia, reflexão e crítica 2010; 23(3):440-8.
5. Lyubomirsky S, Lepper HS. A measure of subjective happiness: preliminary reliability and construct validation. Soc Indic Res 1999; 46(2):137-55.
6. Diener E, Emmons R. The satisfaction with life scale. J Personal...[Internet]. 1985 [cited 2015 Jan 16] (June 2013):37-41. Disponível em: http://www.tandfonline.com/doi/abs/10.1207/s15327752jpa4901_13.
7. Laranjeira CA. Preliminary validation study of the Portuguese version of the satisfaction with life scale. Psychol Health Med [Internet]. 2009 Mar [cited 2015 Jan 12]; 14(2):220-6. Disponível em: http://www.ncbi.nlm.nih.gov/pubmed/19235081.
8. Pais-Ribeiro JL. Validação transcultural da escala de felicidade subjectiva de Lyubomirsky e Lepper. Psicologia, saúde e doenças 2012; 13(2):157-68.
9. Damásio BF, Zanon C, Koller SH. Validation and Psychometric Properties of the Brazilian Version of the Subjective Happiness Scale. Univ Psychol [Internet]. 2014 May 1 [cited 2015 Jan 16]; 13(1):17-24. Disponível em: http://revistas.javeriana.edu.co/index.php/revPsycho/article/view/3762.
10. Piqueras JA, Kuhne W, Vera-Villarroel P, van Straten A, Cuijpers P. Happiness and health behaviours in Chilean college students: a cross-sectional survey. BMC Public Health [Internet]. 2011 Jan; 11:443. Disponível em: http://www.pubmedcentral.nih.gov/articlerender.fcgi?artid=3125376&tool=pmcentrez&rendertype=abstract.
11. Graziano LD. A felicidade revisitada: um estudo sobre bem-estar subjetivo na visão da psicologia positiva. Universidade de São Paulo 2005.
12. Chen H, Pine DS, Ernst M et al. The MAOA gene predicts happinessin women. Prog Neuropsychopharmacol Biol Psychiatry. 2013; 40:122-5.
13. Sandvik E, Diener E, Seidlitz L. Subjetive well-being: The convergence and stability of self--report and non-self-report measures. J Pers. 1993; 61(3):317-42.

5
SOCIODEMOGRAFIA DA FELICIDADE

Vários fatores associados à felicidade já foram estudados. Elencamos alguns que aparecem em estudos mais recentes.

FATOR ECONÔMICO

O primeiro economista contemporâneo a estudar a felicidade encontrou um paradoxo (Paradoxo de Easterlin): os países mais ricos (como grupo) são mais felizes do que os mais pobres (como grupo); entretanto, essa diferença não fica tão clara entre os países ricos e os da América Latina, onde existem bem mais diferenças sociais. Mesmo nos países pobres, a relação entre dinheiro e felicidade não é linear. Na realidade, privação e pobreza estão menos associadas à felicidade (1); contudo, depois de atingido certo nível de atendimento das necessidade básicas, entram em cena outros fatores, como aumento de aspirações e preocupações em relação ao próprio patrimônio (2,3).

De fato, apesar das mudanças econômicas, os níveis de felicidade permaneceram relativamente estáveis na Irlanda e nos Estados Unidos (4,5); e um estudo relacionando aposentadoria e bem-estar evidenciou que o ganho monetário aumentava o bem-estar financeiro, mas os benefícios da aposentadoria na saúde e no bem-estar subjetivo e social eram transitórios (6). Outro fator ligado a questões econômicas e felicidade parece ser a desigualdade social, pois as pessoas que vivem em áreas onde há muita desigualdade social tendem a se sentir infelizes e não saudáveis (7). Do ponto de vista individual, porém, pessoas que são remuneradas por hora tendem a ser mais felizes (8). Além disso, trabalhadores informais tendem a relatar altos níveis de felicidade relacionados com a própria atividade profissional (9). Outro fator que pode explicar essa falta de linearidade encontrada em questões econômicas e níveis de bem-estar subjetivo é que as pessoas felizes tendem a concentrar seus ideais mais em objetivos sociais e morais do que somente na conquista monetária (10).

IDADE

Com o aumento da idade, a felicidade tende a diminuir do ponto de vista populacional (11,12). No entanto, sob a ótica individual, pessoas centenárias com altos níveis de satisfação em relação à própria vida tendem a apresentar melhores avaliações pessoais em relação à saúde, à segurança econômica e à felicidade (13). Há, portanto, uma relação de proteção entre a felicidade e o declínio físico que acontece na velhice (14,15). Por sua vez, nessa faixa etária, o contentamento com os filhos e a saúde da família está associado a um nível maior de felicidade (16).

Além disso, a felicidade está relacionada com maior longevidade, independentemente de questões genéticas e ambientais familiares (17). Por último, outro dado no mínimo curioso foi obtido a partir de um estudo longitudinal que verificou a associação positiva entre consumo de chocolate, otimismo, melhor saúde e maior bem-estar psicológico (18).

RELAÇÕES INTERPESSOAIS

As pessoas que vivem em grupos minoritários tendem a ter menos felicidade do que as pertencentes a grupos majoritários (10). Como exemplo podemos citar que, após o trágico episódio de 11 de setembro de 2001 nos Estados Unidos, os árabes americanos atribuíram a si maior percepção de abuso e de discriminação, percepção essa relacionada com maiores níveis de estresse psicológico, piores índices de saúde e menor sensação de felicidade (19).

Quanto ao estado civil, as pessoas casadas tendem a gozar de melhor saúde e de mais felicidade do que as não casadas, relação essa observada em vários países, em diversos parâmetros de saúde e tanto em homens como em mulheres (20). Essa associação, no entanto, deve ir além do estado civil, ou seja, a qualidade do matrimônio também exerce grande influência nessa parte (20-22). Existe também uma relação positiva entre felicidade e satisfação sexual nas mulheres e nos homens, embora mais forte entre as mulheres (23).

RELIGIOSIDADE E VOLUNTARIADO

Já ficou evidenciado que as pessoas que se identificam como religiosas tendem a relatar melhor saúde e mais felicidade, independentemente da filiação, das atividades religiosas desempenhadas, do trabalho, da família, do apoio social ou da situação financeira (24). Os estudos realizados que chegaram a essas conclusões foram em sua maioria feitos na população ocidental. No entanto, pesquisas com estudantes que adotavam a religião islâmica (25,26) e com estudantes de nacionalidade egípcia (27) também encontraram relação positiva entre vinculação religiosa e felicidade. Vistos como dimensão humana por muitos estudiosos, esses aspectos tendem a ser cada vez mais levados em consideração no tratamento e no desenvolvimento das pessoas (28,29), sobretudo quando se considera que os humanos são seres religiosos, já que empregam mais tempo rezando do que mantendo relações sexuais (29).

Outro aspecto relacionado diz respeito à questão do trabalho voluntário e do altruísmo. Quem se envolve em trabalhos voluntários e comportamentos altruísticos tende a ser mais saudável, a viver mais e a ser mais feliz (30-32). Contudo, quando esse tipo de atividade traz uma grande sobrecarga, ocupando, por exemplo, mais do que 11 horas por semana, os níveis de felicidade tendem a diminuir (30,32).

NÍVEL EDUCACIONAL, ESPORTES E LAZER

Classicamente, era conhecida a relação positiva entre níveis educacionais e de quociente de inteligência (QI) e níveis de saúde. Mais recentemente, porém, se encontrou também relação positiva entre níveis educacionais e de QI com os índices de felicidade (2,33,34).

Outro fator estudado nos últimos anos consiste no tempo de atividade física de lazer que, além dos benefícios no nível de bem-estar subjetivo a curto prazo, também mostrou ser benéfico a longo prazo (35). Além disso, o envolvimento com esportes parece ter uma relação causal com maiores níveis de felicidade (36).

Por fim, vale lembrar a teoria psicológica do *set point* da felicidade, segundo a qual as pessoas se sustentam em uma base de felicidade para a qual podem retornar ao longo do tempo, mesmo depois de grandes eventos, como ganhar na loteria ou divórcio. Contudo, um dos eventos que têm maior impacto negativo na felicidade e aos quais as pessoas não se adaptam é o desemprego (2).

FELICIDADE INTERNA BRUTA (FIB)[8]

Qual a medida ideal para avaliar o desenvolvimento de uma nação? A resposta atualmente pode vir permeada por vários marcadores, sobretudo pelo Produto Interno Bruto (PIB).

---

[8]*Site* sugerido: http://www.felicidadeinternabruta.org.br

No entanto, em 1972, em uma pequena nação de nome Butão, na Ásia Central, na cordilheira do Himalaia, o rei Jigme Singye Wangchuk declarou que o objetivo a ser alcançado por suas políticas públicas seria o aumento da Felicidade Interna Bruta (FIB) e não do PIB (37). Daí, por intermédio de uma equipe de estudiosos, passou a elaborar o conceito de FIB com base não apenas na renda da população, mas sobretudo em outros parâmetros, como padrão de vida, saúde, educação, resiliência ecológica, bem-estar psicológico, diversidade cultural, uso equilibrado do tempo, boa governança e vitalidade comunitária (38).

Na realidade, o rei butanense estava mais preocupado com as consequências direcionadas para o crescimento da economia de mercado, que ia de encontro à cultura local ligada ao Tibete (38). Desse modo, desde então, o governo do Butão, que sofreu mudanças estruturais implantadas pelo referido rei, passou a adotar a FIB como principal índice de progresso do país (37,38).

A medida causou tanto impacto que chamou a atenção das Nações Unidas (ONU) e, em abril de 2012, a referida organização realizou uma reunião sob o tema *Felicidade e Bem-Estar: Definindo um Novo Paradigma Econômico*. Em julho daquele ano, a Assembleia-Geral proclamou 20 de março como o Dia Internacional da Felicidade (39). Além disso, o secretário-geral da ONU chegou a afirmar que o PIB seria insuficiente para medir o grau de desenvolvimento sustentável de um país, já que o bem-estar social, econômico e ambiental seriam indissociáveis (40). Em consequência desses esforços foi feito em 2012, a pedido da ONU, o primeiro relatório mundial sobre felicidade (*World Happiness Report*) (41). No relatório de 2015, a Suíça aparece na liderança do *ranking* da felicidade, enquanto o Brasil figura na 16ª posição entre 158 países (42).

PONDERAÇÕES

No terceiro capítulo deste livro, ao discorrermos sobre a mensuração da felicidade, foram enfatizados o termo bem-estar subjetivo e o fato de os estudos científicos mais modernos sobre o tema não definirem parâmetros arbitrários a respeito do que seria felicidade, mas apenas analisarem a questão subjetiva do construto.

Desse modo, é preciso ter cautela ao interpretar dados como os apresentados neste capítulo, pois, do contrário, poder-se-á cair em uma normatização de valores. É necessário entender também que os estudos conseguiram avaliar parâmetros associados ao bem-estar subjetivo na maioria das pessoas, o que, no entanto, não quer dizer que elas sentirão felicidade estando de conformidade com os referidos parâmetros. Além disso, em algumas variáveis estudadas há ainda divergências, talvez até por esse motivo. Outrossim, muitas pesquisas aqui apresentadas foram resultado de estudos transversais e, dessa maneira, conseguem ver associações e não abordar relações causais.

SOCIODEMOGRAFIA DA FELICIDADE **35**

Referências

1. Mitchell L, Frank MR, Harris KD, Dodds PS, Danforth CM. The geographyof happiness: connecting twitter sentiment and expression, demographics, and objective characteristics of place. PLoS One [Internet]. 2013 Jan [cited 2014 Aug 13]; 8(5):e64417. Disponível em: http://www.pubmedcentral.nih.gov/articlerender.fcgi?artid=3667195&tool=pmcentrez&rendertype=abstract.

2. Graham C. Happiness and Health: lessons and questions for public policy. Health Aff. 2008; 27(1):72-87.

3. Smith DM, Langa KM, Kabeto MU, Ubel PA. Health, wealth, and happiness: financial resources buffer subjective well-being after the onset of a disability. Psychol Sci [Internet]. 2005 Sep [cited 2014 Sep 3]; 16(9):663-6. Disponível em: http://www.ncbi.nlm.nih.gov/pubmed/16137249.

4. Doherty AM, Kelly BD. When Irish eyes are smiling: income and happiness in Ireland, 2003-2009. Ir J Med Sci [Internet]. 2013 Mar [cited 2014 Sep 3]; 182(1):113-9. Disponível em:http://www.ncbi.nlm.nih.gov/pubmed/22886397.

5. Allen D, Carlson D, Ham C. Well-being: new paradigms of wellness-inspiring positive health outcomes and renewing hope. Am J Health Promot [Internet]. 2007; 21(3):1-9, iii. Disponível em: http://www.ncbi.nlm.nih.gov/pubmed/17233240.

6. Schatz E, Gómez-Olivé X, Ralston M, Menken J, Tollman S. The impact of pensions on health and wellbeing in rural South Africa: Does gender matter? Soc Sci Med. 2012; 75:1864-73.

7. Oshio T, Kobayashi M. Income inequality, perceived happiness, and self-rated health: evidence from nationwide surveys in Japan. Soc Sci Med[Internet]. 2010 May [cited 2014 Sep 3]; 70(9):1358–66. Disponível em: http://www.ncbi.nlm.nih.gov/pubmed/20167407.

8. DeVoe SE, Pfeffer J. When is happiness about how much you earn? The effect of hourly payment on the money-happiness connection. Pers Soc Psychol Bull [Internet]. 2009 Dec [cited 2014 Aug 8]; 35(12):1602-18. Disponível em: http://www.ncbi.nlm.nih.gov/pubmed/19801526.

9. Diaz E, Guevara R, Lizana J. Trabajo informal: motivos, bienestar subjetivo, salud, y felicidad en vendedores ambulantes. Psicol em Estud 2008; 13(4):693- 701.

10. Veenhoven R. Questions on happiness: Classical topics, modern answers, blind spots. In: Strack F, Argyle M, Schwarz N (eds.) Subjective wellbeing, an interdisciplinary perspective. London: Pergamon Press 1991. p.7-26.

11. Bjørnskov C. Healthy and happy in Europe? On the association between happiness and life expectancy over time. Soc Sci Med [Internet]. 2008 Apr [cited 2014 Sep 3]; 66(8):1750-9. Disponível em: http://www.ncbi.nlm.nih.gov/pubmed/18313190.

12. Lehmann BA, Bosa ER, Rijken M et al. Ageing with an intellectual disability: the impact of personal resources on well-being. J Intellect Disabil Res [Internet]. 2013 Nov [cited 2014 Aug 9]; 57(11):1068-78. Disponível em: http://www.ncbi.nlm.nih.gov/pubmed/22974110.

13. Bishop AJ, Martin P, MacDonald M et al. Predicting happiness among centenarians. Gerontology [Internet]. 2010 Jan [cited 2014 Sep 3]; 56(1):88-92. Disponível em: http://www.pubmedcentral.nih.gov/articlerender.fcgi?artid=2874733&tool=pmcentrez&rendertype=abstract.

14. Collins AL, Goldman N, Rodríguez G. Is positive well-being protective of mobility limitations among older adults? J Gerontol B Psychol Sci Soc Sci [Internet]. 2008 Nov; 63(6):P321-7. Disponível em: http://www.pubmedcentral.nih.gov/articlerender.fcgi?artid=3610529&tool=pmcentrez&rendertype=abstract.

15. Berti M, Barros DA, Cecilia M, Porto G. Sentimento de felicidade em idosos: uma abordagem epidemiológica, ISA-Camp 2008. Cad Saúde Pública. 2012; 28(12):2280-92.

16. Llobet M, Ávila N, Farràs J, Canut M. Qualidade de vida, felicidade e satisfação com a vida em anciãos com 75 anos ou mais, atendidos num programa de atenção domiciliária. Rev Lat.-Am Enferm. 2011; 19(3):8 telas.

17. Sadler ME, Miller CJ, Christensen K, McGue M. Subjective wellbeing and longevity: a co-twin control study. Twin Res Hum Genet [Internet]. 2011 Jun[cited 2014 Sep 3]; 14(3):249-56. Disponível em: http://www.pubmedcentral.nih.gov/articlerender.fcgi?artid=3105329&tool=pmcentrez&rendertype=abstract.
18. Strandberg TE, Strandberg AY, Pitkälä K, Salomaa VV, Tilvis RS, Miettinen TA. Chocolate, well--being and health among elderly men. Eur J Clin Nutr [Internet]. 2008 Feb [cited 2014 Sep 3]; 62(2):247-53. Disponível em: http://www.ncbi.nlm.nih.gov/pubmed/17327862.
19. Padela AI, Heisler M. The association of perceived abuse anddiscrimination after September 11, 2001, with psychological distress, level of happiness, and health status among Arab Americans. Am J Public Health [Internet]. 2010 Feb [cited 2014 Sep 3]; 100(2):284-91. Disponível em: http://www.pubmedcentral.nih.gov/articlerender.fcgi?artid=2804633&tool=pmcentrez&rendertype=abstract.
20. Proulx CM, Snyder-Rivas LA. The longitudinal associations between marital happiness, problems, and self-rated health. J Fam Psychol [Internet]. 2013 Apr [cited 2014 Sep 3]; 27(2):194-202. Disponível em: http://www.ncbi.nlm.nih.gov/pubmed/23421827.
21. Lam WWT, Fielding R, McDowell I et al. Perspectives on family health, happiness and harmony (3H) among Hong Kong Chinese people: aqualitative study. Health Educ Res [Internet]. 2012 Oct [cited 2014 Sep 3]; 27(5):767-79. Disponível em: http://www.ncbi.nlm.nih.gov/pubmed/22907531.
22. Chan SSC, Viswanath K, Au DWH et al. Hong Kong Chinese community leaders' perspectives on family health, happiness and harmony: a qualitative study. Health Educ Res [Internet]. 2011 Aug [cited 2014 Aug 26]; 26(4):664-74. Disponível em: http://www.ncbi.nlm.nih.gov/pubmed/21536713.
23. Rosen RC, Bachmann GA. Sexual well-being, happiness, and satisfaction, in women: the case for a new conceptual paradigm. J Sex Marital Ther [Internet]. 2008 Jan [cited 2014 Sep 3]; 34(4):291-7; discussion 298–307. Disponível em: http://www.ncbi.nlm.nih.gov/pubmed/18576229.
24. Green M, Elliott M. Religion, health, and psychological well-being. J Relig Health [Internet]. 2010 Jun [cited 2014 Sep 3]; 49(2):149-63. Disponível em: http://www.ncbi.nlm.nih.gov/pubmed/19283486.
25. Sahraian A, Gholami A, Javadpour A, Omidvar B. Association between religiosity and happiness among a group of Muslim undergraduate students. J Relig Health [Internet]. 2013 Jun [cited 2014 Sep 3]; 52(2):450-3. Disponível em: http://www.ncbi.nlm.nih.gov/pubmed/21476109.
26. Abdel-Khalek AM. Quality of life, subjective well-being, and religiosity in Muslim college students. Qual Life Res [Internet]. 2010 Oct [cited 2014 Aug 17]; 19(8):1133-43. Disponível em: http://www.ncbi.nlm.nih.gov/pubmed/20585988.
27. Abdel-Khalek AM. Subjective well-being and religiosity in Egyptian college students. Psychol Rep [Internet]. 2011 Feb [cited 2014 Sep 3]; 108(1):54-8. Disponível em: http://www.ncbi.nlm.nih.gov/pubmed/21526591.
28. Vayalilkarottu J. Holistic health and well-being: a psycho-spiritual/religious and theological perspective. Asian J Psychiatr [Internet]. 2012 Dec; 5(4):347-50. Disponível em: http://www.ncbi.nlm.nih.gov/pubmed/23174444.
29. Cloninger C. The science of well-being: an integrated approach to mental health and its disorders. World Psychiatry [Internet]. 2006 [cited 2014 Nov 2]; 5(2):71-6. Disponível em: http://www.ncbi.nlm.nih.gov/pmc/articles/pmc1525119/.
30. Post SG. Altruism, happiness, and health: it's good to be good. Int J Behav Med [Internet]. 2005 Jan; 12(2):66-77. Disponível em: http://www.ncbi.nlm.nih.gov/pubmed/15901215.
31. Borgonovi F. Doing well by doing good. The relationship between formal volunteering and self-reported health and happiness. Soc Sci Med [Internet]. 2008 Jun [cited 2014 Sep 3]; 66(11):2321-34. Disponível em: http://www.ncbi.nlm.nih.gov/pubmed/18321629.

32. Van Campen C, de Boer AH, Iedema J. Are informal caregivers less happy than noncaregivers? Happiness and the intensity of caregiving in combination with paid and voluntary work. Scand J Caring Sci [Internet]. 2013 Mar [cited 2014 Sep 3]; 27(1):44-50. Disponível em: http://www.ncbi.nlm.nih.gov/pubmed/22571683.

33. Ali A, Ambler G, Strydom A et al. The relationship between happiness and intelligent quotient: the contribution of socio-economic and clinical factors. Psychol Med [Internet]. 2013 Jun [cited 2014 Sep 3]; 43(6):1303-12. Disponível em: http://www.ncbi.nlm.nih.gov/pubmed/22998852.

34. Judge TA, Ilies R, Dimotakis N. Are health and happiness the product of wisdom? The relationship of general mental ability to educational and occupational attainment, health, and well-being. J Appl Psychol [Internet].2010 May [cited 2014 Sep 3]; 95(3):454-68. Disponível em: http://www.ncbi.nlm.nih.gov/pubmed/20476826.

35. Wang F, Orpana HM, Morrison H et al. Long-term association between leisure-time physical activity and changes in happiness: analysis of the Prospective National Population Health Survey. Am J Epidemiol [Internet]. 2012 Dec 15 [cited 2014 Sep 3]; 176(12):1095-100. Disponível em: http://www.ncbi.nlm.nih.gov/pubmed/23171884.

36. Ruseski JE, Humphreys BR, Hallman K, Wicker P, Breuer C. Sport participation and subjective well-being: instrumental variable results from German survey data. J Phys Act Health [Internet]. 2014 Feb; 11(2):396-403. Disponível em: http://www.ncbi.nlm.nih.gov/pubmed/23363531.

37. Vosgerau MZ da S. Indicadores de bem-estar emocional e doenças crônicas: associação da autopercepção da felicidade, amor e bom humor à condição de saúde de adultos e idosos de Matinhos, Paraná. Universidade Estadual de Londrina; 2012.

38. Tobgay T, Dorji T, Pelzom D, Gibbons RV. Progress and delivery of health care in Bhutan, the Land of the Thunder Dragon and Gross National Happiness. Trop Med Int Health [Internet]. 2011 Jun [cited 2014 Sep 3]; 16(6):731-6. Disponível em: http://www.ncbi.nlm.nih.gov/pubmed/21418446.

39. ONU. No Dia Internacional da Felicidade, ONU pede indicadores de desenvolvimento mais abrangentes. Disponível em: http://nacoesunidas.org/no-dia-internacional-da-felicidade--onu-pede-indicadores-de-desenvolvimento-mais- abrangentes/2013.

40. ONU. PIB é insuficiente para medir grau de desenvolvimento sustentável, afirma o Secretário Geral da ONU. Disponível em: http://nacoesunidas.org/pib-e-insuficiente-para-medir-grau-de-desenvolvimento-sustentavel-afirma-secretario- geral-da-onu/2012.

41. Layard R, Sachs J. World happiness report [Internet]. 2012. Disponível em: http://issuu.com/earthinstitute/.

42. Helliwell J, Layard R, Sachs J. World Happiness [Internet]. 2015. 1-171 p. Disponível em: http://eprints.lse.ac.uk/47487/.

6

BIOLOGIA DA FELICIDADE

Com vistas a entender a complexa ligação entre fatores psicológicos e alterações biológicas, têm sido estudados os efeitos de afetos negativos na saúde. É do conhecimento geral que estresse, depressão e ansiedade promovem alteração no eixo hipotálamo-hipófise-adrenal com consequente aumento de cortisol e da estimulação simpática e elevação de marcadores pró-inflamatórios. Como consequência, se esses estímulos forem mantidos, aumenta-se a chance de contrair doenças cardiovasculares, câncer e infecções (1,2). Na realidade, o pioneiro nesse campo foi Hans Selye ao estudar a reação de alarme do organismo quando exposto a estresse, físico ou psíquico, descrevendo a síndrome geral de adaptação (3-5).

No entanto, apenas recentemente cresceu o interesse científico em verificar se emoções positivas também poderiam induzir alterações biológicas. Alguns estudos mostram que os dois tipos de felicidade (*eudaimonia* e bem-estar hedônico) podem gerar alterações biológicas quando são promovidas emoções positivas (6), mas outras pesquisas demonstraram que a *eudaimonia* está estatisticamente mais relacionada com alterações biológicas (1,7,8).

Em geral, os achados nos sistemas neuroendócrino, imune e cardiovascular são o inverso dos encontrados nas emoções negativas, ou seja, há um efeito benéfico e protetor (2,8). De fato, pesquisas já apontaram que, embora os dois tipos de bem-estar tenham correlações afetivas similares, o bem-estar hedônico apresenta aumento da expressão de genes pró-inflamatórios, enquanto a *eudaimonia* está associada ao *down-regulation* desses genes (9).

Em primeiro lugar, emoções positivas podem anular mais rapidamente os efeitos adversos da reação corporal de estresse e, assim, o corpo pode retornar a um estado de equilíbrio (10). É interessante observar como essa característica biológica das emoções positivas se assemelha ao fato de muitas pessoas relatarem que se sentem bem, ainda que passando por momentos

40 BEM-ESTAR SUBJETIVO: IMPLICAÇÕES PARA A PSIQUIATRIA E PARA A PSICOLOGIA MÉDICA

de sofrimento quando estes são interpretados como tendo um propósito ou um sentido (11). Talvez esse sentido seja uma tentativa psíquica de manter o equilíbrio emocional.

Em segundo lugar, os maiores níveis de *eudaimonia* estão relacionados com níveis mais baixos de cortisol salivar e de citocinas pró-inflamatórias, menos risco cardiovascular; maior duração do sono REM (2,7); níveis maiores de imunoglobulina A (1) e valores de colesterol HDL mais elevados (8) quando comparados aos de indivíduos com níveis baixos desse aspecto da felicidade. Mas existem diferenças entre homens e mulheres, como, por exemplo, nos marcadores inflamatórios, como proteína C reativa e fibrinogênio, que estão mais reduzidos em mulheres felizes do que em homens felizes (6).

Essas alterações foram encontradas independentemente da presença de emoções negativas, demonstrando que o efeito da felicidade no corpo é direto, independentemente da ausência de afetos negativos (2). Por outro lado, da mesma forma que o tabagismo e poucas atividades físicas de lazer são vistos em indivíduos que passam por estresse, deprimidos e ansiosos, e esses comportamentos contribuem para maiores taxas de doenças e de alterações biológicas negativas, uma parte dos achados biológicos positivos observados nos indivíduos felizes também se deve ao fato de essas pessoas reunirem mais hábitos saudáveis e estilo de vida mais prudente (2).

Outro ponto importante é que estudos com gêmeos monozigóticos separados e criados em ambientes distintos demonstraram que a felicidade tem um componente genético de 35% a 50% em humanos (10,12-14). Um estudo demonstrou que o alelo longo da região promotora do gene 5-HTT (5-HTTLPR longo) poderia estar associado ao otimismo. O gene 5-HTT codifica transportadores de serotonina, e esse tipo de polimorfismo na região promotora é chamado de polimorfismo funcional.

Mais tarde, De Neve (2011) observou que indivíduos satisfeitos ou muito satisfeitos com a vida têm um percentual maior desse genótipo (5-HTTLPR longo em homozigose) em comparação com pessoas insatisfeitas, tendo esse achado significância estatística (15). Vale salientar, contudo, que posteriormente o mesmo autor tentou replicar os achados em amostras independentes e encontrou resultados mistos, ponderando, assim, que futuros estudos seriam necessários para entender melhor essa relação genética (16).

Por outro lado, curiosamente, o alelo curto de 5-HTTLPR está ligado a comportamento suicida, sobretudo em populações não caucasianas (17). Mais recentemente, surgiram outras pesquisas. Por exemplo, Chen et al. (2013) descobriram que em mulheres a baixa expressão do gene MAO está estatisticamente relacionada com maiores níveis de felicidade. Esse aspecto, porém, não foi encontrado nos homens (12). A seu turno, Matsunaga e cols. (2014) verificaram que o gene dos receptores canabinoides 1 dos homens está estreitamente relacionado com os dois tipos de felicidade (18).

É preciso ponderar que muitos desses achados têm algumas limitações, como amostras pequenas, ou estudos transversais ou análises bivariadas. Mesmo assim, são promissores e já nos apontam vários caminhos. Outro ponto que parece ser relevante na demonstração das implicações biológicas diferentes desses dois tipos de felicidade refere-se às áreas cerebrais envolvidas. Isso se deve ao fato de, mesmo sendo cedo para se afirmar que a ciência já descobriu uma completa neurociência da felicidade, parecer evidente que os circuitos cerebrais dos dois tipos de felicidade envolvem áreas cerebrais diferentes, embora possuam muitas conexões entre si e também regiões em comum (19). No bem-estar hedônico, relacionado com o prazer momentâneo, as áreas cerebrais mais ativadas são a região ventral do córtex pré-frontal e a parte ventral do *striatum*. Já o bem-estar eudaimônico, ligado à manutenção das emoções positivas ao longo do tempo, está associado à ativação sustentada da parte ventral do *striatum* e à conexão mantida entre essa região e as do córtex pré-frontal (notadamente a parte dorsolateral); e para isso especificamente o núcleo *accumbens*, um grupo de neurônios da área ventral do *striatum*, exerce papel fundamental. Adicionalmente, descobriu-se que esses circuitos ligados à *eudaimonia* também se relacionam com menores circuitos de marcadores periféricos de estresse, como o cortisol (20), sendo importante ainda pontuar que os estudos da neurociência da felicidade têm sido conduzidos em algumas frentes relacionadas com o bem-estar subjetivo, conforme os seguintes componentes:

- Manutenção das emoçõespositivas;
- Capacidade de se recuperar das emoções negativas;
- Empatia, altruísmo e comportamentos pró-sociais;
- *Mind-wandering*[9] e *mindfulness*[10].

O primeiro já foi discutido acima. A capacidade de se recuperar de emoções negativas está relacionada com conexões entre o córtex pré-frontal e a amígdala. A região anterior da ínsula e as anteriores do córtex cingulado estão ligadas à empatia, e o córtex pré-frontal, juntamente com a parte ventral do *striatum*, é fundamental para comportamentos altruísticos. Já o *mind-wandering* tem relação com a parte medial do córtex pré-frontal e a parte posterior do córtex cingulado, enquanto o *mindfulness* envolve a diminuição da ativação dessas regiões. Por fim, faz-se mister frisar que todos esses quatro componentes exibem plasticidade e, desse modo, podem ser transformados pela experiência e até mesmo pelo exercício (20).

---

[9]Não ter foco nas atividades em que se está primariamente envolvido. Em geral, altos níveis de *mind-wandering* estão associados negativamente à felicidade.

[10]Esse conceito é definido como a manutenção da atenção no propósito sem julgamentos. Em geral, cultivar *mindfulness* aumenta o bem-estar subjetivo.

Recentemente, o autor conduziu a primeira revisão sistemática sobre os correlatos neurais das emoções positivas (21). Estudos incluídos na revisão convergiram para a conclusão de que existe uma sobreposição de regiões cerebrais envolvidas na formação e na regulação das emoções positivas e das emoções negativas. Contudo, as emoções positivas, como a felicidade, também ativam regiões cerebrais específicas e este conjunto de ativações talvez possa ser usado para diferenciá-las das emoções negativas, como a tristeza e o nojo.

A formação e a regulação da felicidade e das emoções positivas estão associadas a redução significativa do córtex pré-frontal direito e bilateralmente do córtex temporoparietal. Também estão associadas a maior ativação de regiões pré-frontais esquerdas (sobretudo os córtices pré-frontais dorsolateral e medial), o giro cingulado, a parte inferior e medial do giro temporal, a amígdala e o *striatum* ventral. Adicionalmente, um aumento da conectividade funcional entre o córtex pré-frontal medial, o córtex cingulado posterior e o lóbulo parietal inferior (áreas do *Default Mode Network*) está associado negativamente à felicidade. Artigos teóricos anteriores já haviam sugerido uma associação entre áreas do *Default Mode Network* e a felicidade.

Além disso, nos últimos anos, têm sido publicados estudos de neuroimagem com o objetivo de acessar os respectivos correlatos neurais das escalas de bem-estar subjetivo e de bem-estar eudaimônico. A escala de bem-estar eudaimônico mostrou associação positiva com o volume da substância cinzenta do córtex insular direito, enquanto a escala de bem-estar subjetivo mostrou uma associação positiva com o volume da substância cinzenta no precúneo direito.

A ínsula anterior tem um papel importante na consciência interoceptiva, que consiste na detecção e interpretação de certos estados corporais internos. Em contrapartida, a ínsula posterior processa informação relacionada com sensações somáticas e auditivas e o controle da musculatura somática. Muitos estudos reportaram uma associação negativa entre o volume da ínsula e a presença de depressão. Tomando essas informações em conjunto, é possível que a ínsula esteja ligada à promoção de bem-estar eudaimônico, gerando um conjunto de capacidades que conseguem integrar estados interoceptivos e circunstâncias externas.

O precúneo está envolvido na consciência, na movimentação do corpo no espaço, no autoconhecimento e na recuperação de memórias episódicas e imagens visuoespaciais. Assim, o precúneo pode ter um papel crucial na integração de vários tipos de informações, convergindo-as para a sensação de bem-estar subjetivo. Portanto, as escalas que avaliam esses dois tipos de bem-estar parecem ser válidas, uma vez que estão associadas à ativação de áreas cerebrais distintas (22).

Referências

1. Barak Y. The immune system and happiness. Autoimmun Rev[Internet]. 2006 Oct [cited 2014 Jul 28]; 5(8):523-7. Disponível em: http://www.ncbi.nlm.nih.gov/pubmed/17027886.
2. Steptoe A, Wardle J, Marmot M. Positive affect and health-related neuroendocrine, cardiovascular, and inflammatory processes. PNAS. 2005; 102(18):6508-12.
3. Fiedler PT. Avaliação da qualidade de vida do estudante de medicina e da influência exercida pela formação acadêmica. Universidade de São Paulo 2008.
4. Snyder CR, Lopez SJ. Psicologia positiva: uma abordagem científica e prática das qualidades humanas. 1ª ed. Porto Alegre: Artmed 2009. 516p.
5. Mello Filho J, Burd M. Psicossomática hoje. 2ª ed. Porto Alegre: Artmed 2010.
6. Steptoe A, Demakakos P, de Oliveira C, Wardle J. Distinctive biological correlates of positive psychological well-being in older men and women. Psychosom Med [Internet]. 2012 Jun [cited 2014 Sep 3]; 74(5):501-8. Disponível em: http://www.ncbi.nlm.nih.gov/pubmed/22511728.
7. Ryff CD, Singer BH, Dienberg Love G. Positive health: connecting well-being with biology. Philos Trans R Soc Lond B Biol Sci [Internet]. 2004 Sep 29 [cited 2014 Aug 23]; 359(1449):1383-94. Disponível em: http://www.pubmedcentral.nih.gov/articlerender.fcgi?artid=1693417&tool=pmcentrez&rendertype=abstract.
8. Barak Y, Achiron A. Happiness and neurological diseases. Expert Rev Neurother 2009; 9(4):445.
9. Fredrickson BL, Grewen KM, Coffey KA et al. A functional genomic perspective on human well-being. Proc Natl Acad Sci U S A [Internet]. 2013 Aug13 [cited 2014 Jul 12]; 110(33):13684-9. Disponível em: http://www.pubmedcentral.nih.gov/articlerender.fcgi?artid=3746929&tool=pmcentrez&rendertype=abstract.
10. Kobau R, Seligman MEP, Peterson C et al. Mental health promotion in public health: perspectives and strategies from positive psychology. Am J Public Health [Internet]. 2011 Aug [cited 2014 Sep 5]; 101(8):e1-9. Disponível em: http://www.pubmedcentral.nih.gov/articlerender.fcgi?artid=3134513&tool=pmcentrez&rendertype=abstract.
11. Cloninger CR, Zohar AH. Personality and the perception of health and happiness. J Affect Disord [Internet]. 2011 Jan [cited 2014 Aug 20];128(1-2):24-32. Disponível em: http://www.ncbi.nlm.nih.gov/pubmed/20580435.
12. Chen H, Pine DS, Ernst M et al. The MAOA gene predicts happiness in women. Prog Neuropsychopharmacol Biol Psychiatry. 2013;40:122-5.
13. Tay L, Kuykendall L. Promoting happiness: the malleability of individual and societal subjective wellbeing. Int J Psychol [Internet]. 2013 Jan; 48(3):159-76. Disponível em:http://www.ncbi.nlm.nih.gov/pubmed/23551025.
14. Rietveld C, Cesarini D. Molecular genetics and subjective well-being. Proc ... [Internet]. 2013 [cited 2015 Jan 17]; 110(24):9692-7. Disponível em: http://www.pnas.org/content/110/24/9692.short.
15. De Neve J-E. Functional polymorphism (5-HTTLPR) in the serotonin transporter gene is associated with subjective well-being: evidence from a US nationally representative sample. J Hum Genet [Internet]. 2011 Jun [cited 2014Sep 3]; 56(6):456-9. Disponível em:http://www.ncbi.nlm.nih.gov/pubmed/21562513.
16. De Neve J-E, Christakis NA, Fowler JH, Frey BS. Genes, economics, and happiness. J Neurosci Psychol Econ. 2012;5(4):1-27.
17. Schild AHE, Nader IW, Pietschnig J, Voracek M. Ethnicity moderates the association between 5-HTTLPR and national suicide rates. Arch Suicide Res [Internet]. 2014 Jan [cited 2015 Jan 17]; 18(1):1-13. Disponível em: http://www.ncbi.nlm.nih.gov/pubmed/24579916.
18. Matsunaga M, Isowa T, Yamakawa K et al. Genetic variations in the human cannabinoid receptor gene are associated with happiness. PLoS One [Internet]. 2014 Jan [cited 2014 Dec 5];

9(4):e93771. Disponível em: http://www.pubmedcentral.nih.gov/articlerender.fcgi?artid=3972248&tool=pmcentrez&rendertype=abstract.

19. Berridge KC, Kringelbach ML. Building a neuroscience of pleasure and well- being. Psychol Well Being [Internet]. 2011 Oct 24; 1(1):1-3. Disponível em: http://www.pubmedcentral.nih.gov/articlerender.fcgi?artid=3274778&tool=pmcentrez&rendertype=abstract.

20. Helliwell J, Layard R, Sachs J. World Happiness report 2015 [Internet]. 1ª ed. New York: Sustainable Development Solutions Network; 2015. 1-171p. Disponível em: http://eprints.lse.ac.uk/47487/.

21. Machado L, Cantilino A. A systematic review of the neural correlates of positive emotions. Rev Bras Psiquiatr. 2017;39(2):172–9.

22. Machado L, Cantilino A. Neural correlates of wellbeing scales: Preliminary data. Aust New Zeal J Psychiatry. 2017:486741769822.

7

PSICOLOGIA DA FELICIDADE, ESTUDO DA PERSONALIDADE E PSICOLOGIA POSITIVA

PERSONALIDADE E BEM-ESTAR SUBJETIVO

Se 35% a 50% da felicidade dependem da influência genética, pelo menos 30% a 40% são representados pela variabilidade, demonstrando que o ambiente e os acontecimentos da vida também têm larga influência sobre o bem--estar subjetivo. Entretanto, essa influência varia de acordo com os eventos, e as interpretações podem ser a chave para entender a ligação entre eventos da vida e o bem-estar subjetivo [1].

Nesse sentido, dentre as várias implicações que o estudo da personalidade pode trazer para o entendimento do adoecimento [2] está também o estudo da felicidade [3], uma vez que a personalidade traduz os padrões duráveis de cognição, emoção, motivação e comportamento [4], os quais determinam a forma única com que cada indivíduo interage com os outros e com o ambiente [5], e, embora a personalidade seja relativamente estável ao longo da vida, também é dinâmica em relação a determinadas conjunturas, permanecendo em constante desenvolvimento [6]. Em outras palavras, personalidade é o jeito característico de ser, experimentar e reagir frente a si e ao mundo [4].

PERSONALIDADE, CARÁTER E TEMPERAMENTO

Etimologicamente, a palavra *personalidade* provém do termo *persona*, que significa a máscara dos personagens do teatro. Em latim, *personare* também significa ressoar por meio de algo [5,6].

Nesse conceito amplo de personalidade figuram dois domínios importantes: temperamento e caráter (7). Temperamento está ligado a fatores genéticos ou constitucionais precoces (6), sendo considerado o núcleo emocional da personalidade, que tende a gerar respostas automáticas (4). A seu turno, caráter reflete o temperamento moldado pelo ambiente familiar e sociocultural (6), sendo visto como o núcleo conceitual da personalidade que a partir de conceitos autoconscientes influencia intenções e atitudes voluntárias (4).

De qualquer modo, o termo *personalidade* passou por diferentes visões com o tempo e sempre despertou o interesse da psiquiatria. Nesse sentido, Kraepelin acreditava que na personalidade estavam sediados os fatores pré--mórbidos de todas as doenças mentais. Desse modo, considerava os transtornos de personalidade como frustrações das grande síndromes psiquiátricas, ou seja, personalidade normal, transtorno de personalidade e doença mental se alinhariam em um *continuum* que avançaria do normal ao francamente patológico (2).

ESTUDOS HISTÓRICOS SOBRE A PERSONALIDADE

A importância do estudo da personalidade e de seus tipos mais conflituosos se explica porque, como aborda Bergeret em seu livro, por trás do jogo caracterial funcional ou mórbido, de uma sintomatologia eventual e sempre superficial, convém pesquisar as bases constantes sobre as quais repousa o funcionamento mental de tal sujeito. Só assim poderemos avaliar a importância dos sinais presentes e suas implicações na gênese, bem como no prognóstico evolutivo do indivíduo em questão (8).

Na visão freudiana, a constituição da personalidade passa pelo desenvolvimento da libido em diversas fases, pelo modo como se estrutura o desejo inconsciente e as formas como o ego lida com seus conflitos e frustrações libidinais. As fixações infantis e a tendência à regressão (a esses pontos de fixação) acabam por determinar tanto os diversos tipos de neurose como o perfil de personalidade do adulto (6).

Antes de Freud, no entanto, a escola hipocrático-galênica foi a primeira a se interessar pelo assunto. Com base em uma medicina ambientalista influenciada pela teoria dos quatro elementos (água, terra, ar e fogo) do filósofo pré-socrático Empédocles (500-430 a.C.) formulou-se a teoria dos quatro humores (ou fluidos): sangue, bílis, fleuma (ou linfa) e atrabílis (ou bílis negra). Assim, a partir dessa elaboração teórica explicam-se as mais diversas doenças, bem como os tipos humanos, subdividindo-os em (6,9):

- *Sanguíneo:* atlético, expansivo, otimista, irritável eimpulsivo;
- *Fleumático:* formas arredondadas, sonhador, dócil e com uma existência isenta de paixões;

- *Colérico:* protuberâncias musculares evidentes, vontade tenaz, ambição, desejo de domínio e com reações abruptas e explosivas;
- *Melancólico ou atrabílico:* músculos pouco desenvolvidos, olhar triste, pessimismo, rancor e solidão.

Kurt Schneider, por sua vez, deu o nome de personalidades psicopáticas às pessoas que sofrem com sua anormalidade de personalidade ou que fazem sofrer a sociedade e que não aprendem com a experiência. Para ele, seriam variações extremas da normalidade (e não doenças *strictu sensu*), dentro de um *continuum* em cujo centro estatístico estariam as personalidades comuns (2). Formulou também uma tipologia original com dez tipos principais: hipertímico, depressivo, inseguro de si, fanático, necessidade de valorização, lábil do humor, explosivo, sem índole, sem vontade e astênico (9).

Kretschmer, por sua vez, desenvolveu interessante biotipologia, tentando relacionar tipo físico, características da personalidade e transtornos mentais também em um *continuum* entre o normal e o patológico. Para ele existiriam (6,9):

- Os *leptossômicos* ou *longilíneos,* que teriam dificuldade no contato afetivo, direto e espontâneo com as pessoas e teriam propensão à esquizofrenia;
- Os *pícnicos* ou *brevilíneos,* que estariam ligados à emoção e ao colorido geral do mundo e teriam propensão ao transtorno bipolar e à depressão;
- Os *atléticos* ou *musculares,* que teriam propensão à esquizofrenia e à epilepsia;
- Os *displásicos,* que teriam menor correlação com um tipo psicopatológico específico.

MODELOS MODERNOS

Mais recentemente, os estudos sobre a personalidade saíram do campo das biotipologias e dos transtornos de personalidade e passaram a tentar compreender traços que seriam importantes formadores da personalidade do indivíduo, independentemente de este ter ou não algum traço de personalidade próximo do patológico.

Desse modo, em 1960, Tupes e Christal propuseram um modelo de cinco fatores de personalidade que foi aplicado em pesquisas por McCrae e John, em 1992, e por Costa e Widiger, em 1994, e está assim descrito (5,6):

- *Neuroticismo;*
- *Extroversão;*
- *Abertura;*
- *Amabilidade;*
- *Conscienciosidade.*

48 BEM-ESTAR SUBJETIVO: IMPLICAÇÕES PARA A PSIQUIATRIA E PARA A PSICOLOGIA MÉDICA

Na atualidade, porém, um dos mais importantes estudiosos da personalidade é o psiquiatra Robert Cloninger (2,4-6), que criou o modelo 7-fatorial, no qual busca unir fundamentos psicológicos, neuroestruturais, neuroquímicos e genéticos (7). Segundo ele, o temperamento seria uma dimensão inata composta por outras quatro dimensões:

- *Evitação de danos:* predomínio de afetos negativos, como pessimismo e medo, comportamento tímido, associado à serotonina e ao GABA;
- *Persistência:* predomínio de afetos positivos, comportamento produtivo, associado à serotonina e ao glutamato;
- *Dependência de gratificação:* predomínio de afetos positivos, comportamento de apego social e franqueza, associado à norepinefrina;
- *Busca de novidade:* predomínio de impulsividade, comportamento exploratório, associado à dopamina.

Já o caráter seria uma dimensão modelada pelo desenvolvimento e composta por outras três dimensões:

- *Autodirecionamento:* traduz a capacidade de solucionar conflitos internos;
- *Cooperatividade:* engloba a capacidade de ser empático e a habilidade de ser conciliador;
- *Autotranscendência:* corresponde à visão de si como parte integrante de uma realidade ampliada não alcançada pela apreensão sensorial.

Esse modelo vem sendo usado com sucesso em várias pesquisas (10), sobretudo nas que tentaram associar traços de personalidade aos transtornos psiquiátricos (11).

O próprio Cloninger, no entanto, aplicou esse modelo ao estudo da felicidade e percebeu que o caráter tem forte impacto na percepção de todos os aspectos da saúde, incluindo bem-estar físico, social e emocional, enquanto os traços de temperamento só guardam uma relação fraca. Por exemplo, o autodirecionamento é medido pelos níveis de responsabilidade, de engenhosidade e de capacidade em encontrar sentidos, tendo forte ligação com todos os aspectos da saúde. As variações no autodirecionamento explicam cerca de 32% das variações no adoecimento e cerca de 45% das variações na felicidade (3).

Pensando em uma abordagem de saúde, esse resultado é promissor, uma vez que o caráter é mais conscientemente modificável e o temperamento tem determinação genética maior.

COMPETÊNCIA EMOCIONAL

De fato, a forma como se vê a vida pode predizer resultados na saúde. Por exemplo, os pessimistas precisam visitar quatro vezes mais médicos em um ano do que os otimistas (12), assim como a ligação entre sucesso e felicidade não se explica apenas porque o sucesso deixa as pessoas felizes, mas também porque emoções positivas engendram o sucesso (13). Consequentemente, um dos conceitos que podem explicar essas relações é a competência emocional (CE), também conhecida como inteligência emocional (IE). Refere-se à forma como o indivíduo lida com as informações emocionais intrapessoal e interpessoal. Uma alta CE está associada também a maior felicidade, além de melhora da saúde mental e física, maior sucesso profissional e satisfação nos relacionamentos social e conjugal (14).

A FELICIDADE É CONTAGIOSA?

Por outro lado, há alguns anos, Fowler e Christakis (2008) se utilizaram do estudo de Framingham para tentar responder a seguinte questão: "A felicidade dos outros pode influenciar a felicidade pessoal?" Tomaram como base o fato de que estados emocionais podem ser transferidos interpessoalmente por meio de mimetismo, certamente por cópia de ações corporais emocionalmente relevantes, sobretudo expressões faciais, e concluíram que sim. Assim, disseram que a felicidade pode ser vista também como um fenômeno de rede, sugerindo que aglomerados de felicidade resultam da disseminação da felicidade e não somente da tendência de as pessoas se associarem a indivíduos semelhantes (15,16). Embora essa teoria do contágio social tenha sido replicada também em transtornos como a depressão, um estudo envolvendo colegas de quarto na faculdade encontrou achados diversos, argumentando que a felicidade e os transtornos mentais têm baixo contágio social (17). Possivelmente, a última palavra sobre o tema ainda não foi dada, mas, sem dúvida, trata-se de uma área instigante.

PSICOLOGIA POSITIVA[11]

Na década de 1990, concomitantemente ao acúmulo das informações empíricas sobre a felicidade relatadas neste livro, surgiu a psicologia positiva (18). Segundo Seligman (2011), essa nova área da psicologia estuda o que é "direito" (*right*) no ser humano, como seus atributos positivos, suas características psicológicas ativas e seus pontos fortes, uma vez que promover saúde mental deve passar pela promoção dos recursos psicológicos, melhorando a qualidade de vida e evitando transtornos mentais (19-21), sobretudo os que têm uma carga ambiental mais forte, como os de ansiedade.

---

[11]No primeiro momento, ao se ler a expressão *psicologia positiva*, pode-se pensar que existiriam psicologias negativas. No entanto, psicologia positiva vem do objeto de estudo principal a que essa disciplina se propõe: as emoções positivas e os estados a elas relacionados.

50 BEM-ESTAR SUBJETIVO: IMPLICAÇÕES PARA A PSIQUIATRIA E PARA A PSICOLOGIA MÉDICA

Mais recentemente, Seligman (2012) propôs uma mudança no foco da psicologia positiva, saindo do que denominou de teoria da felicidade para a teoria do bem-estar. Em seu livro *Felicidade autêntica*, o autor propôs a teoria da felicidade fundamentada em três elementos: emoção positiva, engajamento e sentido. Alguns anos depois, na teoria do bem-estar, além desses, o autor propôs mais dois elementos: relacionamentos positivos e realização (modelo PERMA). Assim, o novo objetivo da psicologia positiva seria promover o florescimento por meio do investimento nesses cinco elementos e aumentar o bem-estar (21,22). Até o momento, porém, as publicações científicas dentro da psicologia positiva ainda abordam bastante a felicidade e o bem-estar subjetivo. O conceito de florescer parece andar ao lado do conceito de bem-estar subjetivo e não de modo concorrente ou excludente.

De qualquer modo, embora o estudo da felicidade na área da saúde não seja patrimônio exclusivo da psicologia positiva, atualmente essa é a principal área que vem estudando as relações entre bem-estar subjetivo e saúde. Desse modo, as informações que esse campo da psicologia vem obtendo podem e devem ser consideradas pela clínica psiquiátrica, bem como pela medicina em geral (23,24).

No entanto, na visão do autor, considerá-las não implica esquecer as contribuições que outras disciplinas, como a psicanálise, e outras abordagens da psicologia dão e já deram para o entendimento e a terapêutica do psiquismo humano[12].

Referências

1. Tay L, Kuykendall L. Promoting happiness: themalleability of individual and societal subjective wellbeing. Int J Psychol [Internet]. 2013 Jan; 48(3):159-76. Disponível em:http://www.ncbi.nlm.nih.gov/pubmed/23551025.
2. Tavares H. Perspectivas futuras dos transtornos da personalidade. In: Louzã Neto MR, Cordás TA (eds.) Transtornos da personalidade. Porto Alegre: Artmed 2011:337-52.

---

[12]É comum que novas teorias, para afirmarem seu valor, tentem de algum modo destituir as contribuições de teorias anteriores. Dentro de livros sobre psicologia positiva encontramos essa tendência. Contudo, não considero isso necessário. Ao contrário, acredito que é possível afirmar o valor de um novo campo de estudo, como as pesquisas sobre o bem-estar subjetivo, sem diminuir o valor ou tentar destituir de importância outras áreas ou estudos prévios. Por exemplo, os estudos sobre a histeria e o surgimento da psicanálise foram fundamentais para demonstrar a influência do psíquico no corpo. Com o tempo, a psicossomática aprofundou essa visão. Naturalmente, os estudos sobre o estresse e as emoções negativas foram as temáticas pioneiras e iniciais. Algumas doenças específicas eram tidas como psicossomáticas. Na atualidade, fala-se que praticamente todas as doenças têm um componente psicossomático. Posteriormente, percebeu-se que também o orgânico influencia o psiquismo e, mais acertadamente, ambas as esferas são tão relacionadas que é muito difícil separar as duas instâncias. Nos últimos anos, cresceram os estudos sobre o impacto das emoções positivas na saúde e no bem-estar. Parece-me, porém, que não seria possível falar disso sem o entendimento prévio que a psicanálise possibilitou à medicina. Assim, os vários campos estão entrelaçados no seu grau de importância.

PSICOLOGIA DA FELICIDADE, ESTUDO DA PERSONALIDADE E PSICOLOGIA POSITIVA **51**

3. Cloninger CR, Zohar AH. Personality and the perception of health and happiness. J Affect Disord [Internet]. 2011 Jan [cited 2014 Aug 20];128(1-2): 24-32. Disponível em: http://www.ncbi.nlm.nih.gov/pubmed/20580435.

4. Schestatsky S. Desenvolvimento e estruturação da personalidade. In: Brasil MAA, Campos EP, Amaral GF do, Medeiros JGM de (eds.) Psicologia médica: a dimensão psicossocial da prática médica. Rio de Janeiro: Guanabara Koogan 2012:26-31.

5. Tavares H, Ferraz R. Transtornos da personalidade. In: Miguel EC, Gentil V, Gattaz WF (eds.) Clínica psiquiátrica: a visão do Departamento e Instituto de Psiquiatria do HCFMUSP. São Paulo: Manole 2011:1051-64.

6. Dalgalarrondo P. A personalidade e suas alterações. In: Dalgalarrondo P (ed.) Psicopatologia e semiologia dos transtornos mentais. 2ª ed. Porto Alegre: Artmed 2008: 257-76.

7. Cloninger C, Svrakic DM, Przybeck TR. A psychobiological model of temperament and character. Arch Gen Psychiatry. 1993; 50:1975-90.

8. Bergeret J. Personalidade normal e patológica. 1ª ed. Porto Alegre: Artes Médicas; 1988. 291p.

9. Cordás TA, Louzã Neto MR. Transtornos da personalidade: um esboço histórico-conceitual. In: Cordás TA, Louzã Neto MR (eds.) Transtornos da personalidade. 1ª ed. Porto Alegre: Artmed; 2011:15-24.

10. Melegari MG, Innocenzi M, Marano A et al. Application of the seven-factor-model of personality to an Italian preschool sample. Psychiatry Investig[Internet]. 2014 Oct; 11(4):419-29. Disponível em: http://www.pubmedcentral.nih.gov/articlerender.fcgi?artid=4225206&tool=pmcentrez&rendertype=abstract.

11. Woo YS, Jun T-Y, Jeon Y-H et al. Relationship of temperament and character in remitted depressed patients with suicidal ideation and suicide attempts-results from the CRESCEND study. PLoS One [Internet]. 2014 Jan [cited 2015 Jan 16]; 9(10):e105860. Disponível em: http://www.pubmedcentral.nih.gov/articlerender.fcgi?artid=4184783&tool=pmcentrez&rendertype=abstract.

12. Allen D, Carlson D, Ham C. Well-being: new paradigms of wellness-inspiring positive health outcomes and renewing hope. Am J Health Promot [Internet]. 2007; 21(3):1-9, iii. Disponível em: http://www.ncbi.nlm.nih.gov/pubmed/17233240.

13. Lyubomirsky S, King L, Diener E. The benefits of frequent positive affect: does happiness lead to success? Psychol Bull [Internet]. 2005 Nov [cited 2014 Jul 9]; 131(6):803-55. Disponível em: http://www.ncbi.nlm.nih.gov/pubmed/16351326.

14. Brasseur S, Grégoire J, Bourdu R, Mikolajczak M. The Profile of Emotional Competence (PEC): development and validation of a self-reported measure that fits dimensions of emotional competence theory. PLoS One [Internet]. 2013 Jan [cited 2014 Sep 1]; 8(5):e62635. Disponível em: http://www.pubmedcentral.nih.gov/articlerender.fcgi?artid=3646043&tool=pmcentrez&rendertype=abstract.

15. Fowler JH, Christakis NA. Dynamic spread of happiness in a large social network: longitudinal analysis over 20 years in the Framingham Heart Study. BMJ [Internet]. 2008 Jan [cited 2014 Jul 9]; 337:a2338. Disponível em: http://www.pubmedcentral.nih.gov/articlerender.fcgi?artid=2600606&tool=pmcentrez&rendertype=abstract.

16. Christakis NA, Fowler JH. Social contagion theory: examining dynamic social networks and human behavior. Stat Med [Internet]. 2013 Feb 20 [cited 2014 Jul 17]; 32(4):556-77. Disponível em: http://www.pubmedcentral.nih.gov/articlerender.fcgi?artid=3830455&tool=pmcentrez&rendertype=abstract.

17. Eisenberg D, Golberstein E, Whitlock JL, Downs MF. Social contagion of mental health: evidence from college roommates. Health Econ 2013; 986(October 2012):965-86.

18. Barak Y, Achiron A. Happiness and neurological diseases. Expert Rev Neurother 2009; 9(4):445.

19. Kobau R, Seligman MEP, Peterson C et al. Mental health promotion inpublic health: perspectives and strategies from positive psychology. Am J Public Health [Internet]. 2011 Aug [cited

2014 Sep 5]; 101(8):e1-9. Disponível em: http://www.pubmedcentral.nih.gov/articlerender. fcgi?artid=3134513&tool=pmcentrez&rendertype=abstract.

20. Snyder C, Lopez S. Bem-vindo à psicologia positiva. In: Snyder CR, Lopez SJ (eds.) Psicologia positiva: uma abordagem científica e prática das qualidades humanas. Porto Alegre: Artmed 2009:17-33.

21. Seligman MEP. Felicidade autêntica: usando a nova psicologia positiva para a realização permanente. 1ª ed. Rio de Janeiro: Objetiva 2010.

22. Seligman MEP. Florescer: uma nova compreensão sobre a natureza da felicidade e do bem-estar. 1ª ed. Rio de Janeiro: Objetiva 2012.

23. Cloninger C. The science of well-being: an integrated approach to mental health and its disorders. World Psychiatry [Internet]. 2006 [cited 2014 Nov 2]; 5(2):71-6. Disponível em: http://www.ncbi.nlm.nih.gov/pmc/articles/pmc1525119/.

24. Hershberger PJ. Prescribing happiness: Positive psychology and family Medicine. Fam Med. 2005; 37(9):630-4.

8

MECANISMOS DE DEFESA DO EGO, ESTILOS DE DEFESA E FELICIDADE

MECANISMOS DE DEFESA DO EGO

Mecanismo de defesa do ego é um conceito psicanalítico que indica a maneira pela qual a pessoa lida com os conflitos, sendo considerado uma importante dimensão da personalidade do indivíduo (1). Esse conceito foi formulado pela primeira vez por Sigmund Freud em 1894 em seus escritos sobre *As neuropsicoses de defesa* (2) e ampliado por sua filha, Anna Freud, em seu livro *O ego e os mecanismos de defesa*, publicado em 1936 (3).

Inicialmente, para Sigmund Freud, as defesas surgiram como um funcionamento neurótico em relação aos processos de organização do ego (4). Nesse primeiro momento, ele focalizou sua atenção sobretudo nos mecanismos da repressão[13] como fator etiológico das histerias e na natureza inconsciente desse processo (4-7). Posteriormente, com *Psicologia de grupo e análise do ego* e *Além do princípio do prazer*, passou a aumentar o interesse da psicanálise pelo ego (3).

---

[13]Segundo Kusnetzoff (1982), do ponto de vista prático, repressão (recalque) e censura são sinônimos e representam uma força intensa e rígida responsável pelos impedimentos à passagem dos conteúdos inconscientes à consciência. Entretanto, na terminologia psicanalítica moderna, o termo *censura* é aplicado de modo mais restrito apenas para caracterizar a ação do recalque na elaboração dos sonhos.

Nesse contexto, Anna Freud ampliou o estudo do ego[14] a partir dos mecanismos de defesa, levando essa noção a assumir o valor de conceito (4). Para ela, esses mecanismos eram utilizados não somente por pessoas neuróticas, mas também por pessoas sem diagnóstico psiquiátrico (7).

Entretanto, para se entender melhor como funcionam os mecanismos de defesa é importante revisar alguns postulados psicanalíticos sobre o aparelho psíquico. Para Freud, o mundo intrapsíquico possui três instâncias básicas: *id, ego* e *superego* (8,9). O id é regido pelo princípio do prazer e busca constantemente gratificação; o superego funciona como um sensor ou um juiz do ego; e o ego é regido pelo princípio da realidade, buscando conciliar os impulsos do id com a realidade externa e com as exigências e as expectativas do superego (4,7,8,10).

No entanto, antes dessa compreensão, chamada de segunda tópica, Freud também havia dividido os processos mentais em inconscientes, pré-conscientes e conscientes. A essa divisão foi dado o nome de primeira tópica[15] (4,10). No id acontecem processos inconscientes, enquanto no ego e no superego[16] aparecem os processos conscientes e inconscientes.

De qualquer modo, existe invariavelmente uma tensão no mundo psíquico que tenta continuadamente ser amenizada, embora não consiga ser completamente abolida (9,11), e é justamente essa tensão desprazerosa que gera uma imagem mais perceptível dentro do ego[17] do funcionamento das outras instâncias (id e superego) e, assim, passível de observação clínica (3).

Dessa forma, os mecanismos de defesa do ego podem ser entendidos como processos psicológicos inconscientes que protegem o sujeito contra a ansiedade resultante dos conflitos entre os impulsos e desejos do id, as proibições e aspirações do superego e a realidade externa (7,9,12). Na realidade, o objetivo final desses mecanismos é manter a natureza inconsciente dos impulsos e seus derivados (9). Além disso, os mecanismos de defesa do ego diferem

---

[14]Uma das correntes surgidas na psicanálise foi a chamada psicologia do ego, que teve Anna Freud como uma das grandes inspiradoras. Alguns méritos dessa corrente foram a maior valorização do ego no trabalho do analista, uma significativa valorização dos mecanismos defensivos procedentes do ego e uma maior abertura para a transdisciplinaridade ao levar em consideração os conhecimentos obtidos pelos estudos da neurobiologia, da etologia e da psicofarmacologia. No entanto, essa linha psicanalítica recebeu também muitas críticas, sobretudo por Jacques Lacan, um dos principais teóricos da psicanálise. Ele considerou essa forma de conceber a psicanálise uma traição à verdadeira psicanálise de Freud, uma forma de converter a psicanálise em uma adaptação ao *american way of life*, e, assim, propôs uma escola psicanalítica própria com um retorno aos postulados freudianos (26).

[15]A segunda tópica não elimina a primeira. Na realidade há uma integração em um nível mais desenvolvido, já que as instâncias consciente, pré-consciente e inconsciente passam a fazer parte do novo sistema (id, ego e superego), mas sob a forma de atributos e qualidades (10).

[16]Também se encontram as expressões *ego ideal* (9) ou *ideal do ego* (12).

[17]O ego é a instância central da personalidade (10).

entre si e são o melhor meio que o indivíduo consegue encontrar para lidar com os conflitos e os afetos. Desse modo, são adaptativos, mas o uso repetitivo os torna patológicos.

Assim, embora sejam reversíveis, podem se apresentar como sintomas (13).

Dentre os vários mecanismos descritos encontram-se classicamente explicados na psicanálise os seguintes: repressão, projeção, deslocamento, regressão, clivagem, introjeção, isolamento, formação reativa, negação e sublimação (9,12).

Vale salientar, no entanto, que, embora didaticamente esses mecanismos sejam descritos separadamente, na vida psíquica não operam de modo independente (9). É importante diferenciar, ainda, os mecanismos de defesa do ego dos mecanismos de *coping*, pois, enquanto aqueles são processos que acontecem inconscientemente, estes são estratégias cognitivas usadas intencionalmente para lidar com uma situação desagradável (14).

De qualquer modo, devido ao papel que desempenham na manutenção da homeostase emocional (9,15), o estudo dos mecanismos de defesa do ego é considerado por muitos uma das maiores contribuições da psicanálise para a medicina (1), bem como uma das contribuições mais originais de Freud para a psicologia (16). De fato, foi o primeiro conceito psicanalítico reconhecido pelo DSM-IV como eixo para futuros estudos (17,18), embora não o encontremos mais na edição atual desse manual diagnóstico (19).

ESTILOS DE DEFESA

No entanto, fala-se que uma dificuldade moderna encontrada pela psicanálise é conseguir fazer que seus conceitos sejam adaptados adequadamente a instrumentos de mensuração, os quais ficam mais facilmente sujeitos às pesquisas científicas quantitativas. Na realidade, muitos de seus conceitos, como o relativo aos mecanismos de defesa do ego, dizem respeito a processos inconscientes. Assim, não são passíveis de mensuração por instrumentos autoaplicáveis, mas precisam ser adaptados, e foi o que acabou acontecendo com os mecanismos de defesa do ego ao serem adaptados ao conceito de estilos de defesa ou defensivos, os quais podem ser entendidos como os derivativos conscientes dos mecanismos de defesa do ego (20). Essa adaptação é um dos melhores exemplos de êxito e aconteceu inicialmente em 1983 por meio de um questionário autorrespondido com 63 itens (Bond e cols., 1983). Posteriormente, simplificou-se esse questionário para 40 itens (21), o qual, na atualidade, é utilizado com sucesso em vários estudos (1,7,13,22,23).

Esse questionário recebeu o nome de *Defense Style Questionnaire* (DSQ-40). Por meio de 40 frases descrevendo alguns possíveis comportamentos, o sujeito pontua suas respostas de 1 (discordo totalmente) 9 (concordo totalmente) (17,24).

Cada tipo de estilo defensivo é avaliado por dois itens, os quais ficam distribuídos em diferentes posições no instrumento. Os vários estilos de defesa foram classificados como maduros (ou adaptativos – antecipação, humor, supressão, sublimação, racionalização), neuróticos (pseudoaltruísmo, idealização, formação reativa, anulação) ou imaturos (ou mal-adaptativos – projeção, agressão passiva, *acting out*, isolamento, desvalorização, fantasia autística, negação, deslocamento, dissociação, cisão, somatização) (21,25).

Essa divisão parece ser útil, pois, enquanto algumas defesas podem tornar a vida mais tolerável e bem-sucedida, outras trazem efeitos prejudiciais ao obscurecerem a realidade e obstruírem a capacidade de funcionamento (8). Por outro lado, é preciso ter cautela para não se dar uma interpretação valorativa ou moral a essa divisão.

Os estilos de defesa maduros são considerados adaptativos, pois conseguem ao mesmo tempo maximizar a gratificação do impulso e permitir o conhecimento consciente das ideias, das emoções e de suas consequências (7,16,18,25), as quais, segundo Vaillant, têm um caráter transformador (14). Dentro do DSQ-40, sublimação, humor, antecipação e supressão são classificados nessa categoria. Na sublimação, conflitos internos são resolvidos indiretamente a partir de meios socialmente mais bem aceitos, sem consequências adversas, de modo construtivo e ainda gratificante; com o humor, o indivíduo consegue olhar diretamente para o que é penoso, salientando aspectos irônicos ou divertidos do conflito; a antecipação permite a previsão de situações reais e potencialmente ansiogênicas; e, na supressão, consegue-se adiar para outro momento a atenção destinada a um estímulo estressante (13,16,18). Em geral, essas defesas maduras estão relacionadas com melhor ajustamento na vida adulta (25).

A essa altura, para se entender melhor a importância dos estilos de defesa maduros na construção do bem-estar subjetivo faz-se imperiosa maior ênfase ao conceito psicanalítico de um dos mecanismos de defesa do ego – a sublimação – uma vez que a sublimação já foi chamada de defesa bem-sucedida, pois, diferentemente das outras, realmente resolve a tensão psíquica (8). De fato, a sublimação envolve modificação e troca progressiva no objeto e no impulso, mudança que produz uma satisfação parcial do impulso inconsciente; no entanto, tal satisfação se estabelece de uma maneira mais útil e socialmente aceitável (9) ou, em outras palavras, esse processo consiste em desviar o trajeto da pulsão, mudando seu alvo (11).

Classicamente, pode-se pensar na energia, originalmente dirigida a metas sexuais ou agressivas, sendo redirecionada a novos objetos, com frequência artísticos, intelectuais ou culturais (8,12). Entretanto, hodiernamente, o entendimento desse conceito é mais amplo. Assim, também, pode ser vista a sublimação na construção de outros comportamentos socialmente aceitos e estimulados, que até são mais corriqueiros, como a ternura entre pais e filhos, os sentimentos de amizade e os laços sentimentais de um casal (11).

Os estilos defensivos neuróticos fazem o indivíduo manter fora da consciência ideias, desejos e emoções considerados ameaçadores (18), porém, frequentemente, o deixam preocupado com os próprios problemas que parecem ser insolúveis (7). Segundo Vaillant, essas defesas se manifestam muitas vezes em situações de ansiedade aguda nos adultos e em outros transtornos neuróticos (25). Dentro do DSQ-40, pseudoaltruísmo, idealização, formação reativa e anulação são classificados nessa categoria:

- No *pseudoaltruísmo*, o indivíduo lida com os estresses internos ou externos satisfazendo as necessidades dos outros e obtendo daí gratificação;
- Na *idealização*, a pessoa lida com os próprios conflitos atribuindo qualidades exageradas aos outros;
- Na *formação reativa*, o indivíduo lida com as próprias angústias substituindo os pensamentos ou os sentimentos inaceitáveis por comportamentos, pensamentos ou sentimentos opostos e, além disso, frequentemente reprimindo os primeiros;
- Na *anulação*, tenta-se negar ou corrigir simbolicamente pensamentos, sentimentos ou ações inaceitáveis com palavras ou comportamentos (13,16,18).

Embora possam parecer contraditórios, esses estilos de defesa neuróticos demonstram pouca associação com sintomas específicos ou com empobrecimento das relações sociais (16).

Os estilos de defesa imatura estão ligados a maior distorção de si, do próprio corpo ou dos outros, e, frequentemente, essas distorções são atribuídas erroneamente a causas externas (18). Essas defesas tendem a ser usadas por pessoas que se sentem ameaçadas pelas relações interpessoais (7). Além disso, segundo Vaillant, essas defesas também tendem a retornar em situações de estresse grave no adulto ou permanecer em indivíduos com bloqueio em alguma fase do desenvolvimento (25). No DSQ-40, projeção, agressão passiva, *acting out*, isolamento, desvalorização, fantasia autística, negação, deslocamento, dissociação, cisão, racionalização e somatização são classificados nessa categoria:

- A *projeção* consiste em direcionar aos outros impulsos, pensamentos ou afetos próprios, mas que são inaceitáveis para o *ego*;
- Na *agressão passiva*, o indivíduo direciona a própria agressividade para o outro ou para si próprio, mas de modo sutil, pouco expansivo;
- No *acting out* (atuação), a pessoa, em vez de usar reflexões ou sentimentos, lida com seus conflitos a partir de ações impulsivas;
- No *isolamento*, o indivíduo perde o contato com os sentimentos associados a determinado evento, permanecendo consciente somente dos elementos cognitivos;
- A *desvalorização* consiste em atribuir características negativas a si ou aos outros como maneira de lidar com os próprios conflitos;

- Na *fantasia autística*, para lidar com os conflitos o indivíduo se utiliza de devaneios excessivos em vez de assumir posturas mais efetivas;
- Na *negação* há uma recusa em reconhecer algum aspecto doloroso da realidade externa ou subjetiva;
- No *deslocamento* há a transferência de um sentimento ou de uma resposta ligada a um objeto para outro, geralmente menos ameaçador;
- Na *dissociação* há uma ruptura das funções integradas de consciência, memória, percepção de si ou do ambiente ou comportamento sensorial/motor como maneira de lidar com os conflitos;
- Na *cisão*, as imagens de si ou dos outros se alternam entre opostos polarizados, como excessivamente bom ou exclusivamente mau;
- A *racionalização* encobre os reais motivos de pensamentos, emoções ou ações a partir de explicações confortadoras, porém incorretas;
- Na *somatização* há uma tradução de sintomas físicos desproporcionais aos conflitos intrapsíquicos (13,16,18).

Esses estilos defensivos estão mais associados aos sintomas específicos, ao isolamento social e à dificuldade de adaptação do indivíduo à realidade externa (16).

Por último, é importante salientar que muitos estilos de defesa adotados por pessoas com transtornos psiquiátricos também podem ser utilizados em algum grau ou em algum momento por indivíduos saudáveis (25). Além disso, é comum e esperado que ao longo da vida os estilos defensivos se tornem mais maduros (13), embora alguns indivíduos possam permanecer com uma constelação fixa de estilos durante décadas (25). Por exemplo, pacientes com diagnósticos psiquiátricos tendem a apresentar menor uso de estilos de defesa maduros (7). Por outro lado, esses estilos defensivos maduros se relacionam positivamente com a saúde mental e o bem-estar subjetivo, tendo, assim, impacto positivo na psicologia positiva e no estudo da felicidade (14).

Referências

1. Silva BC da. Psicodinâmica e qualidade de vida do médico: um estudo transversal em Botucatu-SP. Universidade de São Paulo 2013.
2. Freud S. As Neuropsicoses de Defesa. Edição standard brasileira das obras psicológicas completas de Sigmund Freud (1893-1899). Primeiras publicações psicanalíticas. Rio de Janeiro: Imago 1894; III:51-74.
3. Freud A. The ego and the mechanisms of defense. London: Karnac Books 1936.
4. Roudinesco E, Plon M. Dicionário de psicanálise. 1ª ed. Rio de Janeiro: Zahar 1998.
5. Freud S. Observações adicionais sobre as neuropsicoses de defesa. Edição standard brasileira das obras psicológicas completas de Sigmund Freud (1893-1899). Primeiras publicações psicanalíticas. Rio de Janeiro: Imago; 1896; III:159-86.

MECANISMOS DE DEFESA DO EGO,ESTILOS DE DEFESA E FELICIDADE **59**

6. Freud S. Etiologia da histeria. Edição standard brasileira das obras psicológicas completas de Sigmund Freud (1893-1899). Primeiras publicações psicanalíticas. Rio de Janeiro: Imago; 1896; (III):187-218.

7. Kipper LDC. Avaliação de mecanismos de defesa em pacientes com transtorno de pânico, sua relação com gravidade, resposta ao tratamento e alteração pós-tratamento. Universidade Federal do Rio Grande do Sul 2003.

8. Fadiman J, Frager R. Personalidade e crescimento pessoal. 5ª ed. Porto Alegre: Artmed 2004.

9. Dewald PA. Psicoterapia: uma abordagem dinâmica. Porto Alegre: Artes Médicas 1981. 335 p.

10. Kusnetzoff JC. Noções de metapsicologia freudiana. Introdução à psicopatologia psicanalítica. 1ª ed. Rio de Janeiro: Nova Fronteira 1982.

11. Nasio J-D. Introdução às obras de Freud, Ferenczi, Groddeck, Klein, Winnicott, Dolto, Lacan [Internet]. 1ª ed. Zhurnal Eksperimental'noi i Teoreticheskoi Fiziki. Rio de Janeiro: Zahar; 1995 [cited 2014 Dec 17]. Disponível em: http://scholar.google.com/scholar?hl=en&btnG=Search&q=intitle:No+Title#0.

12. Jeammet P, Reynaud M, Consoli S. Manual de psicologia médica. São Paulo: Durban 1989.

13. Marques ACI. Mecanismos de defesa do ego, apoio social e autopercepção do envelhecimento em adultos mais velhos. Universidade de Lisboa 2012.

14. Vaillant G. Adaptive mental mechanisms. Their role in a positive psychology. Am Psychol 2000; 55(1):89-98.

15. Bowins B. Psychological defense mechanisms: a new perspective. Am J Psychoanal 2004; 64(1):1-26.

16. Vaillant GE. Ego mechanisms of defense: A guide for clinicians and researchers. 1ª ed. New York: American Psychiatric Press 1992.

17. Blaya C, Dornelles M, Blaya R et al. Brazilian–Portuguese version of defensive style questionnaire-40 for the assessment of defense mechanisms: construct validity study. Psychother Res [Internet]. 2007 May;17(3): 261-70. Disponível em: http://www.tandfonline.com/doi/abs/10.1080/10503300500485581.

18. APA. Diagnostic and statistical manual of mental disorders – fourth edition – DSM-IV. 4ª ed. Washington, DC: Amerian Psychiatric Publishing 1994.

19. APA. Diagnostic and statistical manual of mental disorders: DSM-5. 5ª ed. Washington, DC: Amerian Psychiatric Publishing 2013. 122 p.

20. Bond M, Gardner ST, Christian J, Sigall J. Empirical study of self-rated defense styles. In: Bond M, Gardner ST, Christian J, Sigal JJ (eds.) Arch Gen Psychiatry 1983; 40(3):333-8.

21. Andrews G, Singh M, Bond M. The Defense Style Questionnaire. J Nerv Ment Dis. 1993; 181(4): 285-90.

22. Parekh MA, Majeed H, Khan TR et al. Ego defense mechanisms in Pakistani medical students : a cross sectional analysis. BMC Psychiatry [Internet]. 2010; 10(12). Disponível em: http://www.biomedcentral.com/1471-244X/10/12.

23. Chvatal VL, Böttcher-Luiz F, Turato E. Respostas ao adoecimento: mecanismos de defesa utilizados por mulheres com síndrome de Turner e variantes. Rev Psiq Clín. 2008; 36(2):43-7.

24. Blaya C, Kipper L, Heldt E et al. Brazilian-Portuguese version of the Defense Style Questionnaire (DSQ-40) for defense mechanisms measure: a preliminary study. Rev Bras Psiquiatr. 2004; 26(4):255-8.

25. Vaillant G. Theoretical hierarchy of adaptive ego mechanisms: A 30-year follow-up of 30 men selected for psychological health. Arch Gen Psychiatry [Internet]. 1971; 24(2):107-18. Disponível em: http://dx.doi.org/10.1001/archpsyc.1971.01750080011003.

9
SAÚDE, SAÚDE MENTAL E FELICIDADE

Felicidade e saúde estão estreitamente relacionadas individual e coletivamente, e já foi visto que as pessoas e as comunidades mais felizes tendem a ser mais saudáveis, sendo também verdadeira a relação inversa (1). Esses dados também foram observados em adolescentes (2), jovens (3,4) e em idosos (5).

Entretanto, um estudo em idosos concluiu que saúde predizia bem-estar subjetivo, mas o inverso não foi verdadeiro (6), talvez porque outros fatores são considerados nessa população[18].

Podem ser citados como exemplos que nações mais felizes tendem a apresentar níveis menores de pressão arterial sistêmica (7), que um estudo sobre doença arterial coronariana (DAC) descobriu que homens mais otimistas apresentavam menos risco de desenvolver a DAC (8) e que pessoas mais felizes têm melhor recuperação quando doentes (9).

Igualmente, está bem evidenciado o fato de doenças crônicas estarem associadas a impactos negativos em vários aspectos da qualidade de vida, incluindo felicidade, e elevarem a chance de se ter depressão (10). No entanto, essas doenças, as mais diversas, parecem trazer impactos diferentes ao bem-estar subjetivo (10). Em idosos, por exemplo, as doenças físicas que mais impuseram diminuição na felicidade foram dores incapacitantes e incontinência urinária, certamente por perturbarem o bom funcionamento do organismo no dia a dia e estarem associadas a estigmas sociais (5).

Por outro lado, os transtornos mentais em geral e especificamente a depressão e o abuso de álcool e de drogas (11), além da ansiedade (11,12), afetam mais negativamente a felicidade do que as doenças físicas. Também existe

---

[18]Para uma análise mais profunda desses fatores, veja o Capítulo 5.

uma relação inversa entre suicídio e índices de bem-estar subjetivo (13), assim como entre a presença de transtornos mentais e a felicidade (14). Por essa razão, foi proposto que índices de felicidade podem também ser usados como indicadores de determinadas pessoas com transtornos mentais (14). Nesse sentido, a capacidade de exercer um maior controle adaptativo a respeito das emoções negativas está associada a resultados benéficos na saúde mental (15). Entretanto, variações muito acentuadas ou não das emoções positivas estão associadas a pior saúde mental, sobretudo depressão e transtornos de ansiedade, a menor satisfação com a vida e a mais infelicidade (16). Talvez o controle emocional também possa explicar a associação entre os transtornos mentais e a infelicidade, além da maior presença de emoções negativas causadas pelos transtornos mentais.

Referências

1. Subramanian SV, Kim D, Kawachi I. Covariation in the socioeconomic determinants of self rated health and happiness: a multivariate multilevel analysis of individuals and communities in the USA. J Epidemiol Community Health [Internet]. 2005 Aug [cited 2014 Sep 3]; 59(8):664-9. Disponível em: http://www.pubmedcentral.nih.gov/articlerender.fcgi?artid=1733107&tool=pmcentrez&rendertype=abstract.

2. Mahon NE, Yarcheski A, Yarcheski TJ. Happiness as related to gender and health in early adolescents. Clin Nurs Res [Internet]. 2005 May [cited 2014 Sep3]; 14(2):175–90. Disponível em: http://www.ncbi.nlm.nih.gov/pubmed/15793274.

3. Piqueras JA, Kuhne W, Vera-Villarroel P, van Straten A, Cuijpers P. Happiness and health behaviours in Chilean college students: a cross-sectional survey. BMC Public Health [Internet]. 2011 Jan; 11:443. Disponível em: http://www.pubmedcentral.nih.gov/articlerender.fcgi?artid=3125376&tool=pmcentrez&rendertype=abstract.

4. Azevedo R, Horta BL, Pontes L et al. Bem-estar psicológico e adolescência: fatores associados. Caderno de Saúde Pública 2007; 23(5):1113-8.

5. Angner E, Ray MN, Saag KG, Allison JJ. Health and happiness among older adults: a community-based study. J Health Psychol [Internet]. 2009 May [cited 2014 Sep 3]; 14(4):503-12. Disponível em: http://www.ncbi.nlm.nih.gov/pubmed/19383651.

6. Gana K, Bailly N, Saada Y et al. Relationship between life satisfaction and physical health in older adults: a longitudinal test of cross-lagged and simultaneous effects. Health Psychol [Internet]. 2013 Aug; 32(8):896-904. Disponível em: http://www.ncbi.nlm.nih.gov/pubmed/23477581.

7. Blanchflower DG, Oswald AJ. Hypertension and happiness across nations. J Health Econ [Internet]. 2008 Mar [cited 2014 Sep 3]; 27(2):218-33. Disponível em: http://www.ncbi.nlm.nih.gov/pubmed/18199513.

8. Allen D, Carlson D, Ham C. Well-being: new paradigms of wellness-inspiring positive health outcomes and renewing hope. Am J Health Promot [Internet]. 2007; 21(3):1-9, iii. Disponível em: http://www.ncbi.nlm.nih.gov/pubmed/17233240.

9. Cooper C, Bebbington P, King M et al. Happiness across age groups:results from the 2007 National Psychiatric Morbidity Survey. Int J Geriatr Psychiatry [Internet]. 2011 Jun [cited 2014 Sep 3]; 26(6):608-14. Disponível em: http://www.ncbi.nlm.nih.gov/pubmed/21480378.

10. Wikman A, Wardle J, Steptoe A. Quality of life and affective well-being in middle-aged and older people with chronic medical illnesses: a cross-sectional population based study. PLoS

One [Internet]. 2011 Jan [cited 2014 Sep 3]; 6(4):e18952. Disponível em: http://www.pubmed central.nih.gov/articlerender.fcgi?artid=3084723&tool=pmcentrez&rendertype=abstract.

11. Binder M, Coad A. "I'm afraid I have bad news for you…" Estimating the impact of different health impairments on subjective well-being. Soc Sci Med [Internet]. Elsevier Ltd.; 2013 Jul [cited 2014 Jul 31]; 87:155-67. Disponível em: http://www.ncbi.nlm.nih.gov/pubmed/23631791.

12. Graham C, Higuera L, Lora E. Wich health conditions cause the most unhappiness? Health Econ. 2011; 1447(November2010):1431-47.

13. Schild AHE, Nader IW, Pietschnig J, Voracek M. Ethnicity moderates the association between 5-HTTLPR and national suicide rates. Arch Suicide Res [Internet]. 2014 Jan [cited 2015 Jan 17]; 18(1):1-13. Disponível em: http://www.ncbi.nlm.nih.gov/pubmed/24579916.

14. Bray I, Gunnell D. Suicide rates, life satisfaction and happiness as markers for population mental health. Soc Psychiatry Psychiatr Epidemiol [Internet]. 2006 May [cited 2014 Sep 3]; 41(5):333-7. Disponível em: http://www.ncbi.nlm.nih.gov/pubmed/16565916.

15. Kang Y, Gruber J. Harnessing happiness? Uncontrollable positive emotion in bipolar disorder, major depression, and healthy adults. Emotion [Internet]. 2013 Apr [cited 2014 Jul 29]; 13(2):290–301. Disponível em: http://www.ncbi.nlm.nih.gov/pubmed/23205524.

16. Gruber J, Kogan A, Quoidbach J, Mauss IB. Happiness is best keptstable: positive emotion variability is associated with poorer psychological health. Emotion [Internet]. 2013 Feb [cited 2014 Sep 3]; 13(1):1-6. Disponível em: http://www.ncbi.nlm.nih.gov/pubmed/23163709.

10
PSICOLOGIA MÉDICA E BEM-ESTAR SUBJETIVO

CONCEITOS

A psicologia médica tem como patriarca Ernst Kretschmer, que a considerava uma disciplina especial, uma vez que o médico necessitava de uma psicologia surgida da prática médica e que se destinasse aos problemas práticos decorrentes de seu mister (1). No entanto, antes de Kretschmer, pode-se dizer que Hipócrates foi o primeiro a se envolver com essa especialidade médica ao escrever sobre o papel do médico, dizendo que ao terapeuta cabia auxiliar o "poder curativo da natureza", permanecendo ao lado do enfermo. De fato, o termo *terapeuta* vem do grego *therapeuin*, que significa aquele servidor que acompanha o doente, auxiliando esse tal poder (2). Na realidade, o Pai da Medicina seguia a visão grega de que o médico deveria ser um auxiliar da natureza (3).

Já os autores Jaspers e Balint inicialmente se dedicaram ao aprofundamento da relação médico-paciente (4), até porque, como postulava Schneider, a meta primordial da psicologia médica era preparar psicologicamente o médico para melhor compreender o paciente (1,5).

No entanto, foi Michael Balint o grande inspirador dessa psicologia médica (6), sendo possível afirmar que o estudo científico da relação médico-paciente se iniciou com o eminente médico, em 1950, na Tavistock Clinic da Inglaterra, quando começou a se reunir com clínicos gerais para estudar, em função dos casos reais, os fatos que se passavam na intimidade da relação entre os clínicos e seus doentes (7). Seu livro *O médico, seu paciente e a doença* é um dos clássicos dessa área e nele o autor escreve que: "(…) a droga mais frequentemente utilizada na clínica geral era o próprio médico (...). Entretanto, o seminário percebeu desde logo que ainda não existe nenhum tipo de farmacologia a respeito de tão importante substância" (8).

Com o tempo, o campo de atuação da psicologia médica se ampliou. Nesse sentido, o próprio médico, com seus conflitos, adoecimentos e motivações, passou a se interessar por esse ramo da psicologia (9). Assim, na atualidade, pode-se dizer que a psicologia médica pretende estudar a psicologia do estudante de medicina, do médico, do paciente, da relação entre eles, da família e do próprio contexto institucional desses convívios (10).

FORMAÇÃO ÉTICA DO MÉDICO

Aristóteles é o criador da filosofia prática. Para ele, a ética é uma ciência prática ou uma ciência da *práxis* humana, isto é, um saber que tem por objeto a ação (11). Pensar, assim, em uma formação ética no campo da medicina é pensar na formação de um profissional humanista. Embora na atualidade esse termo pareça estar um tanto desgastado, muitas vezes pela conotação quase piegas que lhe atribuem, em essência é um conceito fundamental cujo entendimento profundo implica uma conexão com o pensamento grego.

Desse modo, Aulus Gellius, gramático do período greco-romano, definiu a pessoa humanista em três pilares (12):

Paideia – Homem culto que domina, além dos conhecimentos da sua área, valores do mundo das artes e das letras.

Philanthropia – Capacidade de se identificar com os valores humanos daqueles a quem serve (algo semelhante à empatia).

Techné – Ter competência técnica, cuja ausência implica trair a confiança depositada por aquela pessoa que precisa de ajuda.

Consequentemente, a definição do referido gramático vai ao encontro do pensamento aristotélico, exposto por exemplo em *Ética a Nicômaco*, no qual se percebe que, embora a *práxis* seja objeto de um saber prático, seu pressuposto é a natureza humana, tal como a metafísica, a física e a psicologia a conhecem (13).

Ainda nesse contexto prático da ética é interessante remontar a Sócrates, antecessor de Aristóteles e o grande divisor de águas da filosofia. Isso porque foi esse filósofo quem primeiro criou um método para o estudo dessa ciência filosófica, mãe dos conhecimentos humanos. Composto por quatro partes (exortação – *protréptico*; indagação – *élenkhos*; ironia – *eiróneia*; maiêutica – realização de "um parto no campo da ideia"), esse método se baseava fundamentalmente no diálogo, na fala (14). Talvez por esse motivo o sábio se dizia, como vemos no diálogo platônico *Teeteto* (15), parteiro de alma, semelhante à mãe Fenareta, que era parteira de ofício (14). Igualmente, no diálogo *Fedro* de Platão, Sócrates vai comparar a oratória com a arte de curar (16).

A filosofia, portanto, permite pensar em uma ética e em um método. Da mesma forma, a prática médica necessita desses dois pressupostos. Mas para não se cair em um automatismo mecânico profissional é preciso refletir sobre a própria prática médica. Também dessa necessidade surgiu a psicologia médica.

SAÚDE DA CATEGORIA MÉDICA

Os médicos estão mais propensos a sofrer adoecimento relacionado com o trabalho do que outros profissionais, o que é mundialmente reconhecido (17,18), particularmente entre os psiquiatras (19). Por exemplo, suicídio e dependência química, até em relação aos psiquiatras, são particularmente elevados (18,20,21). Nesse sentido, a síndrome de *burnout* é uma das que mais vêm sendo estudadas nos últimos anos em razão de sua alta prevalência e incidência entre os médicos (22) e também entre os profissionais de saúde como um todo (23).

Essa síndrome se caracteriza pela resposta prolongada a estressores relacionados com o trabalho, tendo como principais sintomas a exaustão e a despersonalização (23). Os fatores preditores apontados como mais fortemente relacionados com o desenvolvimento da síndrome de *burnout* são a falta de controle nas atividades desenvolvidas e o excesso de horas de trabalho, mas idade, sexo e especialidade médica não mostraram ter relação estatisticamente significativa (24). Ao mesmo tempo, a presença dessa enfermidade é o principal preditor de insatisfação com a carreira profissional (23,24).

Além disso, estudos demonstram que as dificuldades na saúde, como a incidência elevada de *burnout*, depressão, fadiga e sonolência, são altas entre os médicos residentes (25) e entre os estudantes de medicina (26). Também nesse meio, um dos fatores mais implicados no adoecimento é a carga horária excessiva (25,26). Em virtude dos aspectos prejudiciais à saúde dos médicos em todo o mundo, como no Reino Unido, foram implementados com sucesso programas de cuidados voltados para esses profissionais (17).

FELICIDADE DA CATEGORIA MÉDICA

Os progressos que acontecem na psicologia têm reflexo no domínio médico, o que se faz sentir especialmente na psicologia médica (27). Por isso, da mesma forma que já foram objeto de propostas algumas consequências da Teoria da Mente nessa área (27), os avanços surgidos na psicologia positiva com seus estudos sobre bem-estar subjetivo também merecem ser considerados no âmbito da psicologia médica (28).

Entre os principais preditores de adoecimento futuro entre os médicos estão algumas características de personalidade presentes ainda na época da graduação, como maiores índices de neuroticismo e menores níveis de extroversão (29). Por outro lado, outras características da personalidade, como as relacionadas com o autodirecionamento (pessoas que são responsáveis, têm propósitos e são criativas diante das dificuldades), já foram identificadas como fortemente associadas à felicidade (30).

Nesse sentido, muitos estudos têm surgido com o objetivo de avaliar a qualidade de vida dos médicos e dos estudantes de medicina e não só o adoecimento (26,29,31-35). Poucos, no entanto, têm estudado a felicidade em si nessa população (36) e menos ainda a felicidade entre os psiquiatras (19).

Contudo, estudar a felicidade dentro da psicologia médica parece ser bastante relevante e pode trazer implicações positivas, uma vez que o adoecimento psíquico dos profissionais de saúde, incluindo os da saúde mental, traz consequências negativas para os próprios pacientes, sobretudo para aqueles com transtornos psiquiátricos, pois altos níveis de estresse nesses profissionais predizem problemas terapêuticos em geral (19,28).

É REALMENTE NECESSÁRIO ESTUDAR O MÉDICO?

Escolher a profissão médica é uma decisão desafiadora e, em geral, só se percebe isso com o passar do tempo, ao longo do exercício profissional, quando, por exemplo, se dá o diagnóstico de uma doença incurável, como a esquizofrenia, o que modifica drasticamente a história de vida de uma pessoa "com um futuro brilhante", segundo a fala dos familiares entrecortada por lágrimas; quando se faz a primeira massagem cardíaca sem sucesso, sabendo que por trás da porta da sala de reanimação estará uma filha aflita; quando se é questionado: *"Doutor, quanto tempo de vida eu tenho?"*; quando se vê um marido chorando discretamente ao ouvir a mulher dizendo, à beira da morte, que ainda desejaria viver até poder ver os netinhos crescerem...

Os desafios psicológicos na medicina são variados, mesmo que alguns profissionais passem pela vida profissional sem admiti-los ou percebê-los.

Além disso, o futuro médico que adentra as portas da faculdade para encarar um curso integral é, na maior parte das vezes, um jovem que está saindo da adolescência com as mudanças, as descobertas e as contradições inerentes a essa etapa da vida. Aliás, levando em conta que a estrutura social atual dilatou o período da adolescência com a extensão das metas educacionais e o estímulo para que os jovens adiem encarar as responsabilidades adultas, a grande maioria dos futuros profissionais é ainda adolescente quando começa a frequentar o curso de Medicina (26).

Assim, apesar de todos os avanços científicos e tecnológicos incorporados à medicina, parece evidente que o estudo do médico, esse ser controverso, e da relação que estabelece com seu paciente estará sempre em voga, o que na realidade, se reveste de um daqueles temas atemporais.

Referências

1. Cohen C, Marcolino JAM. Sobre a correlação entre a bioética e a psicologia médica. Rev Assoc Med Bras 2008; 54(4):363-8.
2. Botega NJ. Prática psiquiátrica no hospital geral: interconsulta e emergência. 3ª ed. Porto Alegre: Artmed 2012. 718p.
3. Zaidhaft S. Morte e formação médica. 1ª ed. Rio de Janeiro: Francisco Alves 1990.
4. Caprara A, Rodrigues J. A relação assimétrica médico-paciente: repensando o vínculo terapêutico. Ciências & Saúde Coletiva 2004; 9(1):139-46.
5. Nogueira AB, Oliveira CFA de, Rego SRM. Fontes teóricas da psicologia médica. In: Brasil MAA, Campos EP, Amaral GF do, Medeiros JGM de (eds.) Psicologia médica: a dimensão psicossocial da prática médica. Rio de Janeiro: Guanabara Koogan 2012:13-8.
6. Botega NJ. Relação médico-paciente. In: Botega NJ (ed.) Prática psiquiátrica no hospital geral: interconsulta e emergência. 3ª ed. Porto Alegre: Artmed 2012:33-45.
7. De Mello Filho J. Concepção psicossomática: visão atual. 9ª ed. São Paulo: Casa do Psicólogo 2002. 257p.
8. Balint M. O médico, seu paciente e a doença. Rio de Janeiro: Atheneu1975.
9. Meleiro AMA da S. O médico como paciente. 1ª ed. São Paulo: Lemos- Editorial 2001. 271p.
10. Muniz JR, Chazan LF. Ensino de psicologia médica. In: Mello-Filho J de, Burd M (eds.) Psicossomática hoje. 2ª ed. Porto Alegre: Artmed 2010:49-56.
11. Chauí M. Aristóteles: a filosofia como totalidade do saber. In: Chauí M (ed.) Introdução à história da filosofia: dos pré-socráticos a Aristóteles. 2ª ed. São Paulo: Companhia das Letras 2002:328-486.
12. Brasil MAA, Campos EP, Amaral GF, Medeiros JGM. Psicologia médica: a dimensão psicossocial da prática médica. 1ª ed. Rio de Janeiro: Guanabara Koogan 2012.
13. Aristóteles. Ética a Nicômaco. 1ª ed. Caeiro A de C (tradutor do grego) [ed.] São Paulo: Atlas 2009. 280p.
14. Machado L. Os últimos dias do sábio. 1ª ed. Porto Alegre: Francisco Spinelli, FERGS 2012. 136p.
15. Chauí M. Os sofistas de Sócrates: o humano como tema e problema. In: Chauí M (ed.) Introdução à história da filosofia: dos pré-socráticos a Aristóteles. 2ª ed. São Paulo: Companhia das Letras 2002:129-206.
16. Platão. Fedro. 3ª ed. Alberto Nunes C (tradutor) [ed.] Belém: Ed. UFPA2011.
17. Cohen D, Marfell N, Greene G. Standards for "Health for Health Professionals" services in the UK. Occup Med (Lond) [Internet]. 2014 Mar; 64(2):126-32. Disponível em: http://www.ncbi.nlm.nih.gov/pubmed/24477501.
18. Peckham C. Medscape Psychiatrist Lifestyle Report 2015 [Internet]. Medscape. 2015. Disponível em: http://www.medscape.com/features/slideshow/lifestyle/2015/psychiatry?src= emailthis#1.
19. Baruch Y, Swartz M, Sirkis S, Mirecki I, Barak Y. Staff happiness and work satisfaction in a tertiary psychiatric centre. Occup Med (Lond) [Internet]. 2013 Sep [cited 2014 Sep 3]; 63(6):442-4. Disponível em: http://www.ncbi.nlm.nih.gov/pubmed/23881119.
20. Legha R. A history of physician suicide in America. J Med Humanit 2012; 33(4):219-44.
21. Yellowlees PM, Campbell MD, Rose JS et al. Psychiatrists with substance use disorders: positive treatment outcomes from physician health programs. Psychiatr Serv [Internet]. 2014 Oct 1; oct (1). Disponível em: http://www.ncbi.nlm.nih.gov/pubmed/25270988.
22. McClafferty H, Brown O. Physician health and wellness. Pediatrics 2014; 134(4):830-5.
23. Piko BF. Burnout, role conflict, job satisfaction and psychosocial health among Hungarian health care staff: a questionnaire survey. [Internet]. International journal of nursing studies. 2006:311-8. Disponível em: http://www.ncbi.nlm.nih.gov/pubmed/15964005.

70 BEM-ESTAR SUBJETIVO: IMPLICAÇÕES PARA A PSIQUIATRIA E PARA A PSICOLOGIA MÉDICA

24. Keeton K, Fenner DE, Johnson TRB, Hayward RA. Predictors of physician career satisfaction, work-life balance, and burnout. [Internet]. Obstetrics and gynecology 2007:949-55. Disponível em: http://www.ncbi.nlm.nih.gov/pubmed/17400859.

25. Lourenção L, Moscardini A, Soler Z. Saúde e qualidade de vida de médicos residentes. Rev Assoc Med Bras 2010; 56(5):81-91.

26. Fiedler PT. Avaliação da qualidade de vida do estudante de medicina e da influência exercida pela formação acadêmica. Universidade de São Paulo 2008.

27. Caixeta L, Nitrini R. Teoria da mente: uma revisão com enfoque na sua incorporação pela psicologia médica. Psicol, reflexão e crítica 2002; 15(1):105-12.

28. Nuria PG, Attilio RR, Marcela BC. Aplicando psicología positiva en educación médica. Rev Med Chile 2011; 139:941-9.

29. Silva BC da. Psicodinâmica e qualidade de vida do médico: um estudo transversal em Botucatu-SP. Universidade de São Paulo 2013.

30. Cloninger CR, Zohar AH. Personality and the perception of health and happiness. J Affect Disord [Internet]. 2011 Jan [cited 2014 Aug 20]; 128(1-2):24-32. Disponível em: http://www.ncbi.nlm.nih.gov/pubmed/20580435.

31. Calumbi RA, Amorim JA, Maria C, Maciel C. Avaliação da qualidade de vida dos anestesiologistas da Cidade do Recife. Rev Bras Anestesiol 2010; 60(1):42-51.

32. Guilherme J, Alves B. Qualidade de vida em estudantes de Medicina no início e final do curso: avaliação pelo Quality of life among first and last-year medical students: an evaluation using Whoqol-bref. Rev Bras Educ Med 2010; 34(1):91-6.

33. Intensivistas E, Neonatales PY. Estudo preliminar sobre a qualidade devida de médicos e enfermeiros. Rev Esc Enferm USP 2010; 44(3):708-12.

34. Souza S de, Miranzi C, Mendes CA, Nunes AA, Iwamoto HH. Qualidade de vida e perfil sociodemográfico de médicos da estratégia de saúde da família. Rev Med Minas Gerais 2010; 20(2):189-97.

35. Tempski P, Bellodi PL, Paro HBMS et al. What do medical students think about their quality of life? A qualitative study. BMC Med Educ [Internet]. 2012Jan; 12(106):1-8. Disponível em: http://www.pubmedcentral.nih.gov/articlerender.fcgi?artid=3527341&tool=pmcentrez&rendertype=abstract.

36. Farzianpour F, Eshraghian M, Emami A et al. An estimate of happiness among students of Tehran University of Medical Sciences: A means for policy making in management of Health System. Iran Red Crescent Med J. 2011; 13(11):841-3.

11
PSIQUIATRIA E BEM-ESTAR SUBJETIVO

CONCEITO E OBJETIVOS

Etimologicamente, psiquiatria significa medicina da mente. Como explica o professor Othon Bastos, é o ramo da medicina que se dedica ao estudo dos transtornos mentais com o objetivo de diagnosticar, classificar, tratar e **prevenir** (*destaque do autor*). No entanto, há algo na psiquiatria que lhe confere certa originalidade ou peculiaridade: encontra-se exatamente na interface das ciências biológicas e do comportamento humano (1). Nesse sentido, Jaspers escreveu que a prática da profissão psiquiátrica se ocupa sempre do indivíduo humano no seu todo, e seus limites consistem em jamais poder reduzir inteiramente o indivíduo humano a conceitos psicopatológicos (2).

EPIDEMIOLOGIA, SAÚDE PÚBLICA E MEDICINA PREVENTIVA

Ao se observar a história da psiquiatria, percebe-se que, assim como a medicina em geral, a psiquiatria passou por diversas etapas tanto no campo teórico com no que se refere ao aspecto assistencial. Na realidade, os avanços nesses dois campos acabaram se entrelaçando.

Em meados do século XIX, por exemplo, Londres foi assolada por uma epidemia de cólera. Naquela época, estava em voga o modelo miasmático de transmissão das doenças estava em voga. Contudo, John Snow, depois de intensa investigação, concluiu que existia uma associação causal entre a doença e o consumo de água contaminada pelas fezes dos doentes. Mais tarde,

72 BEM-ESTAR SUBJETIVO: IMPLICAÇÕES PARA A PSIQUIATRIA E PARA A PSICOLOGIA MÉDICA

Snow seria considerado o Pai da Epidemiologia (3). Daí em diante, a epidemiologia foi se desenvolvendo enquanto ciência e ampliando seu campo de atuação. A consequência tecnológica mais imediata foi a saúde pública, que, segundo Wislow, busca evitar doenças, prolongar a vida e desenvolver a saúde física e mental (3). A abordagem da saúde pública remonta também ao conceito de medicina social introduzido na Alemanha em 1948 por Virchow, o qual propunha uma reforma da medicina com base em quatro princípios (4):

- A saúde da população é uma questão de interesse social direto;
- As condições econômicas e sociais exercem impacto importante na saúde e na doença, devendo essas relações ser objeto de investigação científica;
- As medidas adotadas para promover a saúde e conter as doenças devem ser tanto sociais como médicas;
- As estatísticas médicas devem ser o padrão de medida.

Nessas perspectivas fica enquadrada a medicina preventiva, que por um lado tem um caráter de saúde pública, valendo-se da epidemiologia, e por outro o de medicina individualizada, utilizando-se dos conhecimentos da patologia. A prática da medicina preventiva, por sua vez, acaba sendo ainda mais abrangente, na medida em que envolve não somente os profissionais de saúde, mas também estruturas socioeconômicas. De qualquer modo, fala-se em prevenção primária quando se faz a intercepção dos fatores pré-patogênicos por meio de promoção da saúde e de proteção específica; em prevenção secundária quando se tomam medidas no indivíduo já sob ação do agente patogênico por meio de diagnóstico e tratamento precoces, além de medidas que visam diminuir a incapacidade; e em prevenção terciária quando se adotam medidas que tentam impedir a incapacidade total (3).

PSIQUIATRIA: BREVE HISTÓRICO DA ASSISTÊNCIA

Para a geração de novos psiquiatras, como à que pertence o autor desta pequena obra, parece óbvio pensar na psiquiatria como especialidade médica e, assim, herdeira do modelo da medicina. No entanto, essa conceituação parece ter percorrido longo caminho, sobretudo porque a psiquiatria é o ramo da medicina que mais se apresenta no cruzamento de vários saberes humanos. Certamente, isso se deve ao fato de o comportamento humano ser portador de uma complexidade dificilmente entendida por meio de uma simplificação do pensamento muitas vezes necessária para se construir um corpo de conhecimento, mas ao mesmo tempo arriscada por poder produzir uma alienação intelectual[19]. Por outro lado, também por estar mais próxima da encruzilhada do saber, a psiquiatria viu nascer vários movimentos em seu bojo, às vezes contraditórios, extremados ou divergentes.

O primeiro período da assistência psiquiátrica é chamado de asilar, pois, em algum momento, a sociedade resolveu acolher os doentes mentais que perambulavam pelas ruas. Formaram-se as primeiras instituições asilares com a característica de acolhimento, de custódia e de palco para os primeiros estudos da psiquiatria nascente (5). Cada região do mundo parece ter passado por essa fase em momentos diferentes.

No Brasil, por exemplo, a primeira etapa da chamada psiquiatria hospitalocêntrica se deu no início do século XIX, quando os ditos insanos passaram a ocupar as enfermarias das Santas Casas de Misericórdia (6). No entanto, antes, no manicômio da Bicêtre, nos arredores de Paris, influenciado pelo ideal da Revolução Francesa, Phillipe Pinel obteve permissão da comuna revolucionária parisiense para libertar asilados, muitos acorrentados há mais de 30 anos. O eminente psiquiatra é o responsável pela chamada primeira revolução psiquiátrica, a qual foi além dessa atitude poética e estoica, mas certamente pouco prática e duradoura para a realidade tecnológica da assistência psiquiátrica de então, pois foi o primeiro a organizar a psiquiatria com método clínico descritivo (5,7). A psiquiatria brasileira também teve seus eminentes psiquiatras, que, a seu turno, acabaram fazendo algo parecido com o que fez Pinel, quebrando barreiras assistenciais e teóricas, como Ulysses Pernambucano e Juliano Moreira (5,6,8).

O segundo período parece ter limites mais precisos, sendo situado entre os anos de 1950 e 1980. Começa a ser registrada a negligência dos asilos com a redução do número de leitos psiquiátricos em todo o mundo. O foco do tratamento deixa a contenção asilar e passa para o controle farmacológico e a reabilitação social (4). Um dos marcos é a chegada dos psicofármacos. Em 1952, os psiquiatras franceses Jean Delay e Perre Deninker relataram os efeitos positivos da clorpromazina na redução da agitação psicomotora e da atividade delirante-alucinatória. Essa medicação já estava sendo utilizada pelo cirurgião francês Henri-Marie Laborit para obter efeito calmante diferente da mera sedação[20] (5,9).

O terceiro período teve início a partir dos anos 1980 com a substituição dos asilos por serviços menores (4). Embora não seja o objetivo deste capítulo analisar os pormenores das vantagens, desvantagens e alguns descaminhos

---

[19]Além disso, a própria loucura nem sempre foi vista sob o olhar médico, já tendo sido entendida como uma manifestação do humano e até como um reflexo do poder dos deuses (7).
[20]Muitos textos abordam a chegada dos psicofármacos como a segunda revolução psiquiátrica. Outros, no entanto, apontam as contribuições da psicanálise como a segunda revolução e as dos psicofármacos como a terceira.

observados no modelo psiquiátrico assistencial vigente no Brasil, vale destacar que os avanços teóricos e assistenciais acabaram levando a mudanças de paradigmas na psiquiatria. De qualquer modo, os grilhões e os calabouços foram eliminados e vários fatores convergiram para isso. Para as gerações atuais de psiquiatras a realidade da assistência psiquiátrica está muito mais próxima do tratamento eficaz e da reinserção social do que no passado. No entanto, a promoção e a prevenção em saúde mental ainda parecem aguardar mais avanços.

PREVENÇÃO PRIMÁRIA EM PSIQUIATRIA: CABE À PSIQUIATRIA PROMOVER A SAÚDE MENTAL?

Considerando a psiquiatria como um ramo da medicina e entendendo que o papel da medicina também implica ações no campo preventivo e não apenas nas esferas do diagnóstico e do tratamento, a resposta a essa pergunta deve ser necessariamente um *sim*. Porém, diferentemente das outras áreas médicas, pensar em uma abordagem preventiva na psiquiatria é algo relativamente novo, pois apenas na década de 1970 começaram a ser implementadas as primeiras iniciativas de prevenção em saúde mental, e os primeiros esforços na época tinham como foco indivíduos sob risco de apresentar psicose (10). Por exemplo, dos 934 artigos publicados entre 2001 e 2012 nos três maiores jornais de psiquiatria e ciências sociais de Israel, apenas 7,2% abordaram a temática de prevenção primária em saúde mental (11). Apesar disso, vários estudos recentes têm se preocupado em estudar fatores promotores de saúde mental, como o realizado em adolescentes chineses de Hong Kong, que evidenciou uma associação positiva entre atividades físicas e saúde mental (12).

Ao tomar como base a Figura 11.1, pode-se pensar no papel da psiquiatria sobretudo nos dois níveis de prevenção secundária. No entanto, pode-se pensar também em ações de prevenção, notadamente nas referentes à prevenção primária. Nas outras áreas de prevenção, a psiquiatria não tem papel único, sendo necessário acionar outras categorias profissionais que trabalham com saúde mental, bem como outras especialidades médicas, e também instâncias governamentais e sociais. Na realidade, essas classes têm até mais implicações do que o psiquiatra e a psiquiatria em si. Contudo, os profissionais da psiquiatria não devem abrir mão de seu papel na prevenção.

Desse modo, o estudo do bem-estar subjetivo e a adoção de ações que aumentem as emoções positivas podem e devem ser inseridos no âmbito da prevenção primária, mormente na promoção de saúde.

Além disso, tendo em vista que esforços na prevenção primária podem levar à melhor prevenção no nível secundário (10), pensar na felicidade e, por exemplo, nas ações de resiliência também pode ser útil nesse campo de atuação e, pelo menos indiretamente, em algum ponto da prevenção terciária.

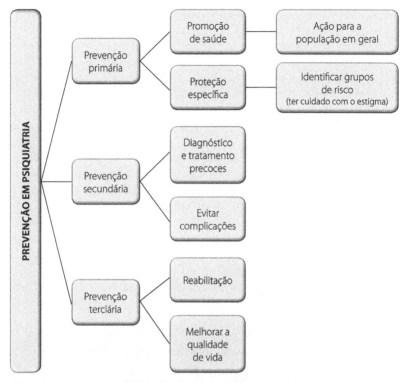

Figura 11.1. Prevenção em psiquiatria.

Certamente, na atualidade, ainda é difícil pensar em prevenção em psiquiatria, sobretudo a primária. No entanto, se em outras especialidades médicas já se pode falar em medicina preventiva, por que seria diferente com a psiquiatria? Se a ciência demonstrou que os transtornos mentais não são intervenções demoníacas ou astrológicas e evidenciou aspectos neurobiológicos, psicodinâmicos e sociais relacionados com esses transtornos, por que não pensar em prevenção também na psiquiatria?

Por isso, é muito importante o estudo da doença, pois entender o funcionamento humano no adoecimento tem implicações positivas para o entendimento do funcionamento humano saudável. Um exemplo é fornecido pelos estudos neurocientíficos sobre o autismo, que, percebendo importantes alterações no cerebelo de pacientes com essa doença, levaram a ciência a ver as importantes funções do cerebelo no comportamento emocional e não apenas as da função motora (13,14). Além disso, o estudo da saúde é muito útil para entender o funcionamento humano saudável. Assim, a aliança dessas duas frentes de pesquisa poderá ser benéfica para a psiquiatria clínica e para a prevenção em psiquiatria.

É POSSÍVEL E DESEJÁVEL PROMOVER O BEM-ESTAR SUBJETIVO?

As evidências tendem a responder a esse questionamento de modo afirmativo. A felicidade não cura as doenças, faz as pessoas adoecerem menos, e o tamanho desse efeito parece ser comparável ao ato de fumar ou não (15). Na saúde mental, o estudo dos fatores que levam à felicidade pode ser particularmente benéfico na população sob risco maior de desenvolver transtornos mentais (16).

De fato, intervenções da psicologia positiva foram estudadas com sucesso em transtornos depressivos (17,18). Os investimentos em abordagens que aumentem o bem-estar subjetivo podem ser menores para as políticas públicas. Por exemplo, ao comparar indenizações monetárias *versus* psicoterapia em causas de compensações jurídicas, um estudo evidenciou que as abordagens psicológicas podem ter um custo-benefício até 32 vezes maior do que as indenizações financeiras, sendo mais efetivas na promoção da saúde e da felicidade nessa população (19).

O entendimento do que promove felicidade pode ser útil também para os próprios profissionais da saúde mental, uma vez que eles estão sob risco de apresentar diminuição da satisfação com a vida e a síndrome de *burnout* (20), o que pode ter consequências para os pacientes psiquiátricos, já que altos níveis de estresse nesses profissionais predizem problemas terapêuticos em geral (20,21).

Nesse sentido, Seligman (2012) propôs o conceito de *flourish* (florescer), elencando cinco características *(PERMA)* encontradas em pessoas felizes e que devem ser estimuladas para aumentar os níveis de bem-estar: (1) alimentar emoções positivas *(positive emotions – P)*; (2) manter-se engajado *(engagement – E)*; (3) ter relacionamentos saudáveis *(relationships – R)*; (4) encontrar sentido na vida *(meaning – M)*; (5) sentir-se realizado *(achievement – A)* (18,22,23). O investimento em cada uma dessas áreas promove as outras e ajuda a elevar o bem-estar.

Além de aumentar a felicidade, alimentar emoções positivas, como elevar a gratidão, gentileza, perseverança, otimismo e criatividade, contribui para o aumento da resiliência e o tamponamento do estresse psicológico e para a promoção da saúde mental. Dessa forma, alguns programas, como o Penn Resiliency Program (PRP), foram desenvolvidos com essa finalidade e são implementados com sucesso nos Estados Unidos, Reino Unido, Austrália, Portugal e China. Nesse programa, os participantes aprendem a adotar estilos explicativos mais otimistas, detectando pensamentos imprecisos, desafiando crenças negativas e considerando interpretações opcionais.

Além disso, uma força-tarefa composta por vários profissionais da psicologia positiva desenvolveu um inventário – o *Values in Action Inventory of*

PSIQUIATRIA E BEM-ESTAR SUBJETIVO **77**

Strenghts (VIA-IS) – para ajudar as pessoas a identificar suas forças de caráter. Apesar de ser um instrumento com base apenas no autorrelato, a simples aplicação individual desse instrumento revela-se terapêutica por si só, promovendo resultados positivos. O VIA-IS e o PRP encontram-se disponíveis para adultos e crianças. Há também um instrumento utilizado para instituições que se alinha à psicologia positiva, chamado *Appreciative Inquiry*. Neste, os grupos são levados a mudar o foco dos problemas para a observação dos pontos fortes existentes nas pessoas do grupo, promovendo, assim, um ponto inicial para as mudanças positivas (18,24).

De qualquer modo, estudar a felicidade em uma perspectiva científica e perceber suas implicações benéficas para a saúde é, além de fascinante, promissor, sobretudo se pensarmos que nossos índices médicos de boa saúde nem sempre são acompanhados pela percepção do paciente ou da sociedade de estarem saudáveis ou felizes. Isso aconteceu, por exemplo, com a população de Matsigenka na Amazônia peruana. Em 30 anos, os índices de saúde melhoraram bastante, porém a população nesse mesmo período se sentia mais doente e mais infeliz (25). Talvez por motivo semelhante a psiquiatria não tenha conseguido aumentar o bem-estar subjetivo na população em geral, apesar dos grandes avanços farmacológicos e dos novos manuais de psicoterapia – o foco tem se fixado quase que exclusivamente no patológico (26).

Certamente, o objetivo imediato e mais visível da medicina em geral e da psiquiatria especificamente é aliviar o sofrimento. Para isso, são fundamentais as técnicas diagnósticas, psicofarmacêuticas e psicoterapêuticas. No entanto, a médio e longo prazo, em pacientes assintomáticos e sobretudo quando se pensa em uma abordagem preventiva, identificar o que torna a vida feliz é exercer o outro papel do médico, que é promover a saúde (27), principalmente a saúde mental segundo os parâmetros da OMS – um estado de bem-estar em que as pessoas podem perceber e utilizar suas próprias habilidades e lidar com as tensões da vida, do trabalho e do amor, podendo também contribuir para suas comunidades (28) e para a diminuição do estigma em relação à psiquiatria e aos pacientes (26), ajudando ainda mais na prevenção primária das enfermidades mentais ao promover a saúde independentemente da existência de doenças.

Referências

1. Bastos O. Psiquiatria: conceito, objeto, objetivos, panorama atual e perspectivas. A história da psiquiatria em Pernambuco e outras histórias. 1ª ed. Recife: EDUPE 2010; 1:63-76.
2. Jaspers K. Psicopatologia geral. 8ª ed. São Paulo: Editora Atheneu 2006.
3. Rouquayrol MZ, Goldbaum M, Santana EW de P. Epidemiologia, História natural e prevenção de doenças. In: Rouquayrol MZ, Silva MGC da (eds.) Epidemiologia e Saúde. 7ª ed. Rio de Janeiro: Medbook 2013:11-24.
4. Thornicroft G, Tansella M. Boas práticas em saúde mental comunitária. 1ª ed. São Paulo: Manole; 2009. 196p.

5. Brasil MA, Botega NJ, Helem LA. PEC: programa de educação continuada: textos de aulas: título de especialista em psiquiatria: provas 2004-2005: ABP. 1ª ed. Rio de Janeiro: Guanabara Koogan;2006.
6. Medeiros T. Psiquiatria e Nordeste: um olhar sobre a história. Rev Bras Psiquiatr 1999; 21(3).
7. Frederico C, Alves DO, Ribas VR et al. Uma breve história da reforma psiquiátrica. Neurobiologia. 2009; 72(1):85-96.
8. Bastos O. A atualidade de Ulysses Pernambucano. História da Psiquiatria em Pernambuco e outras histórias. 1ª ed. Recife: EDUPE 2010: 243-56.
9. Sena EP de, Miranda-Scippa ÂMA, Quarantini L de C, Oliveira IR de. Psicofarmacologia clínica. 3ª ed. Rio de Janeiro: Medbook; 2011. 696p.
10. Moriyama TS, Miguel EC, Leckman J. Intervenção precoce para aprevenção de transtornos mentais – aprendendo lições do campo das psicoses. Rev Bras Psiquiatr 2011; 33(suppl. II):127-8.
11. Nakash O, Razon L, Levav I. Primary mental health prevention themes in published research and academic programs in Israel. Isr J Health Policy Res 2015; 4(3):1-16.
12. Chan SSC, Viswanath K, Au DWH et al. Hong Kong Chinese community leaders'perspectives on family health, happiness and harmony: a qualitative study. Health Educ Res [Internet]. 2011 Aug [cited 2014 Aug 26]; 26(4):664-74. Disponível em:http://www.ncbi.nlm.nih.gov/pubmed/21536713.
13. Bugalho P, Correa B, Viana-Baptista M. Papel do cerebelo nas funções cognitivas e comportamentais: Bases Científicas e Modelos de Estudo. Acta Med Port 2006; 19:257-68.
14. Arciniegas DB, Anderson CA, Filley CM. Behavioral Neurology & Neuropsychiatry. 1ª ed. New York: Cambridge University Press; 2013.
15. Veenhoven R. Healthy happiness: effects of happiness on physical health and the consequences for preventive health care. J Happiness Stud [Internet]. 2007 Feb 28 [cited 2014 Oct 2]; 9(3):449-69. Disponível em: http://link.springer.com/10.1007/s10902-006-9042-1.
16. Ferraz R, Tavares H, Zilberman M. Happiness: a review. Rev Psiquiatr Clínica [Internet]. 2007 [cited 2014 Nov 2]; 34(5):234-42. Disponível em: http://www.scielo.br/scielo.php?pid=S0101-60832007000500005&script=sci_arttext.
17. Layous K, Chancellor J, Lyubomirsky S, Wang L, Doraiswamy PM. Delivering happiness: translating positive psychology intervention research for treating major and minor depressive disorders. [Internet]. Journal of alternative and complementary medicine (New York, N.Y.). 2011. p. 675-83. Disponível em: http://www.ncbi.nlm.nih.gov/pubmed/21721928.
18. Seligman MEP. Florescer: uma nova compreensão sobre a naturezada felicidade e do bem-estar. 1ª ed. Rio de Janeiro: Objetiva 2012.
19. Boyce CJ, Wood AM. Money or mental health: the cost of alleviating psychological distress with monetary compensation versus psychological therapy. Health Econ Policy Law [Internet]. 2010 Oct [cited 2014 Sep 3]; 5(4):509-16. Disponível em: http://www.ncbi.nlm.nih.gov/pubmed/19919728.
20. Baruch Y, Swartz M, Sirkis S, Mirecki I, Barak Y. Staff happiness and work satisfaction in a tertiary psychiatric centre. Occup Med (Lond) [Internet]. 2013 Sep [cited 2014 Sep 3]; 63(6):442-4. Disponível em: http://www.ncbi.nlm.nih.gov/pubmed/23881119.
21. Nuria PG, Attilio RR, Marcela BC. Aplicando psicología positiva en educación médica. Rev Med Chile 2011; 139:941-9.
22. Croom AM. Music, neuroscience, and the psychology of well-being: a précis. Front Psychol [Internet]. 2012 Jan [cited 2014 Nov 2]; 2 (January):393. Disponível em: http://www.pubmedcentral.nih.gov/articlerender.fcgi?artid=3249389&tool=pmcentrez&rendertype=abstract.
23. Winton B. Flourish: A visionary new understanding of happiness and well-being. Policy [Internet]. 2011 [cited 2014 Nov 5]; 27(3):60-1. Disponível em: http://books.google.com/books?hl=en&lr=&id=YVAQVa0dAE8C&oi=fnd&pg=PA1&dq=Flourish:+A+Visionary+-

New+Understanding+of+Happiness+and+Well-being&ots=dc4JBjJXZY&sig=8eKFMxsziy-Q4aeiQh1r9QR6l_0Y.

24. Kobau R, Seligman MEP, Peterson C et al. Mental health promotion in public health: perspectives and strategies from positive psychology. Am J Public Health [Internet]. 2011 Aug [cited 2014 Sep 5]; 101(8):e1-9. Disponível em: http://www.pubmedcentral.nih.gov/articlerender.fcgi?artid=3134513&tool=pmcentrez&rendertype=abstract.

25. Izquierdo C. When "health" is not enough: societal, individual and biomedical assessments of well-being among the Matsigenka of the Peruvian Amazon. Soc Sci Med [Internet]. 2005 Aug [cited 2014 Aug 31]; 61(4):767-83. Disponível em:http://www.ncbi.nlm.nih.gov/pubmed/15950090.

26. Cloninger C. The science of well-being: an integrated approach to mental health and its disorders. World Psychiatry [Internet]. 2006 [cited 2014 Nov 2]; 5(2):71-6. Disponível em: http://www.ncbi.nlm.nih.gov/pmc/articles/pmc1525119/.

27. Tessier P, Lelorain S, Bonnaud-Antignac A. A comparison of the clinical determinants of health-related quality of life and subjective well-being in long-term breast cancer survivors. Eur J Cancer Care (Engl) [Internet]. 2012 Sep [cited 2014 Sep 3]; 21(5):692-700. Disponível em: http://www.ncbi.nlm.nih.gov/pubmed/22471301.

28. Cloninger CR, Zohar AH. Personality and the perception of health and happiness. J Affect Disord [Internet]. 2011 Jan [cited 2014 Aug 20];128(1-2):24-32. Disponível em: http://www.ncbi.nlm.nih.gov/pubmed/20580435.

12
CONSIDERAÇÕES FINAIS

Um dia, questionado em uma aula de pós-graduação a respeito da contribuição que poderia ter dado à sociedade, um amigo psiquiatra respondeu:

– Acredito que consegui levar um pouco de esperança à vida das pessoas.

O professor, que a princípio não sabia qual era a especialidade médica do colega, indagou:

– Você é psiquiatra?

E a resposta foi sim.

Até hoje não sei ao certo o que mais me chamou a atenção: se a resposta do meu amigo ou a segunda pergunta do professor. A verdade, no entanto, é que, além de poética, a possibilidade de promover a esperança com a psiquiatria, e não apenas o bloqueio de sintomas, parece-me uma visão a um só tempo encantadora e futurista.

Para isso, contudo, é preciso entender a psiquiatria como um ramo da medicina. Como tal, um espaço de construção que vai além do consultório, do hospital e da farmácia. Antes, um campo que adentra a prevenção de transtornos mentais e a promoção de saúde mental.

Fazer isso não me parece descaracterizar a psiquiatria. Ao contrário, pode ser encarado como uma tentativa de aproximá-la ainda mais do modelo médico que vai se ampliando.

Ao mesmo tempo, recordo-me de um dos meus plantões, ainda como acadêmico no serviço de emergência psiquiátrica do Hospital Ulysses Pernambucano, em Recife. Naquela noite, a médica preceptora atendia uma paciente com quadro de mania. Eufórica, a paciente dançava e cantava aos berros, enquanto timidamente uma jovem a acompanhava. Logo percebemos que se tratava de sua filha. Empaticamente, imaginei como deveria ser difícil a situação dessa jovem e oportunamente indaguei:

– Desde quando sua mãe tem essa enfermidade?

– Ah, doutor! – Respondeu-me. – Faz tanto tempo que nem lembro... Acho que desde que me entendo por gente.

Ao mesmo tempo que falava, seus olhos se enchiam de lágrimas, e a própria paciente, antes falante, calara-se em pranto.

Essa cena, de uma forma ou de outra, sempre me perseguiu, acompanhada da seguinte indagação: o que fazer, do ponto de vista preventivo, para essas pessoas com risco aumentado de adoecimento mental? Apenas esperar uma possível enfermidade se instalar para, aí sim, tratar?

Felizmente, descobri com o tempo que, apesar de recente, o interesse dos pesquisadores por prevenção em psiquiatria estava crescendo e que, apesar dos diversos desafios dessa área, os estudos estavam se avolumando. Paralelamente, percebi que alguns psiquiatras de renome[21] também começavam a estudar o bem-estar subjetivo e que, de modo genérico, esse tópico poderia ser útil para se pensar em prevenção primária e promoção de saúde em psiquiatria.

Paralelamente, observando os(as) alunos(as) de medicina e a mim mesmo, e atendendo colegas médicos(as) no consultório, dei-me conta de que a temática da felicidade poderia trazer implicações positivas para a psicologia médica e, por extensão, consequências saudáveis para o tratamento. Interferir positivamente no médico pode influenciar terapeuticamente a relação com o paciente, a qual é tão importante na medicina em geral e tão intensa na psiquiatria em particular.

Dessa maneira, ao término destas páginas, podemos dizer que o estudo do bem-estar subjetivo traz implicações positivas:

- Para a psiquiatria, sobretudo em seu aspecto médico de prevenção;
- Para a psicologia médica, ajudando:
    - a prevenir nos médicos a síndrome de *burnout*, além de outras;
    - a trazer novas ferramentas de conhecimento pessoal;
    - a contribuir positivamente para a relação terapêutica médico--paciente.

---

[21] Consulte o livro *Feeling good: the science of well-being*, do psiquiatra Robert Cloninger (2004).

ÍNDICE REMISSIVO

A

Acting out, 57
Afetos, 25
Agostinho, Santo, 20
Agressão passiva, 57
Altruísmo, 41
Angústia, 20
Ansiedade, 39
Anulação, 57
Aristóteles, 13, 24, 66
Autodirecionamento, 48
Autotranscendência, 48

B

Bem-estar subjetivo, 23
- eudaimônico, 41
- hedônico, 24, 41
- mensuração, 27
- personalidade, 45
- promoção, 76
- psicológico, 24
Biologia da felicidade, 39
Busca de novidade, 48

C

Capacidade de se recuperar das emoções
  negativas, 41
Caráter, 45
Chilon, 17
Cínicos, 18
Cisão, 58
Competência emocional, 48
Comportamentos pró-sociais, 41
Cooperatividade, 48

D

Daimon, 24
Defesa do ego, mecanismos, 53
- estilos, 55
Dependência de gratificação, 48
Depressão, 39
Depression-happiness scale, 27
Desejo, 20
Deslocamento, 58
Desvalorização, 57
Dissociação, 58
DSQ-40 (*defense style questionnaire*), 55

E

EBES (escala de bem-estar
  subjetivo), 27
Ego, 54
- mecanismos de defesa, 53
Eixo hipotálamo-hipófise-adrenal, 39
Emoções, 25
- negativas, 25
- positivas, 25
Empatia, 41
Epicteto, 19
Epicurismo, 19
Escalas de mensuração para
  felicidade, 27
Estoicismo, 19
Estresse, 39
Ética
- epicurista, 19
- médica, 66
Eudaimonia, 24, 40
Evitação de danos, 48

F
Fantasia autística, 58
Felicidade, 13
- categoria médica, 67
- contagiosa, 49
- definição, 23
- esportes e lazer, 33
- fator econômico, 31
- genética, 40
- hedônica, 24
- idade, 32
- interna bruta, 33
- nível educacional, 33
- propostas filosóficas, 17
- relações interpessoais, 32
- religiosidade, 32
- voluntariado, 32
Frankl, Viktor, 21
Freud, 46, 53

G
Gene 5-HTT, 40
Genética, 32, 40

H
Heidegger, 20

I
Id, 54
Idealização, 57
Isolamento, 57

J
Johnson, Lyndon, 24

K
Kierkegaard, 20
Kretschmer, Ernst, 47, 65

L
Lazer, 40

M
Médicos
- estudos, importância, 68
- felicidade da categoria, 67
- formação ética, 66
- saúde da categoria, 67
Medo, 25
Mensuração do bem-estar subjetivo, 27
Mileto, Tales, 17
Mind-wandering, 41
Mindfulness, 41

N
Negação, 58

O
OHI (*oxford happiness inventory*), 27

P
PANAS-X (*positive and negative affect schedule-expanded*), 27
Persistência, 48
Personalidade, 45
- bem-estar subjetivo, 45
- caráter, 45
- estudos históricos, 46
- modelos modernos, 47
- psicopática, 47
- temperamento, 45
Platão, 18
Prazer, escola de Epicuro, 19
Projeção, 57
Pseudoaltruísmo, 57
Psicologia
- da felicidade, 45
- - positiva, 45, 49
- médica, 65
Psiquiatria e bem-estar subjetivo, 71
- breve histórico da assistência, 72
- epidemiologia, 71
- medicina preventiva, 71
- prevenção primária, 74
- saúde pública, 71

Q
Qualidade de vida, 23

R
Racionalização, 58
Raiva, 25

S

Saúde, 61
- categoria médica, 67

Schneider, Kurt, 47
Schopenhauer, 20
Sêneca, 19
SHS (*subjective happiness scale*), 27, 28
Síndrome de *burnout*, 14
Sociodemografia da felicidade, 31
Sócrates, 17
Somatização, 58
Superego, 54
SWLS (*satisfaction with life scale*), 27, 28

T

Temperamento, 45
Teoria *broaden and build*, 25
Tipo humano
- atléticos, 47
- colérico, 47
- displásicos, 47
- fleumático, 46
- leptossômico, 47
- melancólico ou atrabílico, 47
- pícnicos ou brevilíneos, 47
- sanguíneo, 46

V

Voluntariado, 32